Traditionelle chinesische Medizin

Eine Einführung

Heinrich P. Koch
Sonja Kupka

Mit 14 Abbildungen und 17 Tabellen

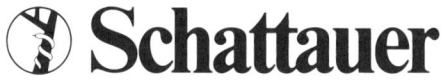 Schattauer

Prof. Dr. phil. Mag. pharm. Heinrich P. Koch
Institut für Pharmazeutische Chemie der Universität Wien
Althanstraße 14
A-1090 Wien

Mag. pharm. Sonja Kupka
Waltergasse 5
A-1040 Wien

Die Deutsche Bibliothek – CIP-Einheitsaufnahme

Koch, Heinrich P.:
Traditionelle chinesische Medizin : eine Einführung / H. P.
Koch ; S. Kupka. – Stuttgart ; New York : Schattauer, 1996
  ISBN 3-7945-1683-4
NE: Kupka, Sonja:

© 1996 by F. K. Schattauer Verlagsgesellschaft mbH, Lenzhalde 3,
D-70192 Stuttgart, Germany
Satz: Atelier Rick + Partner GmbH, Graphisches Atelier,
Spanninger Straße 7/9, D-73650 Winterbach, Germany
Druck und Bindung: Allgäuer Zeitungsverlag GmbH,
Kotterner Straße 64, D-87435 Kempten/Allgäu, Germany
Gedruckt auf chlor- und säurefrei gebleichtem Papier

ISBN 3-7945-1683-4

Vorwort

Mit diesem Buch legen wir einen Überblick über eine der „alternativen Heilmethoden" vor, wie sie heute von vielen Ärzten und Interessengruppen propagiert, von den Medien popularisiert und von immer mehr Patienten verlangt werden. Meist bestehen darüber nur verschwommene Vorstellungen, und es werden Erwartungen an den Therapieerfolg geknüpft, die von den Methoden nicht erfüllt werden können.

Selbst bei vielen Ärzten, die von ihren Patienten daraufhin angesprochen werden, besteht Informationsbedarf. Desgleichen bei Apothekern, die als erste Anlaufstelle von ihren Kunden bezüglich der Alternativtherapien konsultiert werden. Sie sind in der Regel überfragt, denn „alternative" oder „ergänzende" Heilverfahren stehen nicht auf dem normalen Ausbildungsprogramm. In dieser Zwangslage ist man dann auf Werbeschriften und unsachliche Informationsquellen angewiesen, und der *Circulus vitiosus* schließt sich von neuem.

Die Lücken zu schließen ist unser vordringliches Anliegen. Mit einer objektiven und kritischen Beschreibung der Methoden und ihrer Anwendungsmöglichkeiten, aber auch der damit verbundenen Gefahren soll dem Arzt, dem Apotheker und allen weiteren Auskunftspersonen die nötige Information zur Weitergabe an den interessierten Patienten gegeben werden. In verständlicher und sachlicher Form sollen die traditionelle chinesische Medizin erläutert und daran geknüpfte extreme Erwartungen relativiert werden.

Wir veröffentlichen diese Schrift mit dem Wunsch, möglichst viele Interessenten zu erreichen.

Heinrich P. Koch
Sonja Kupka

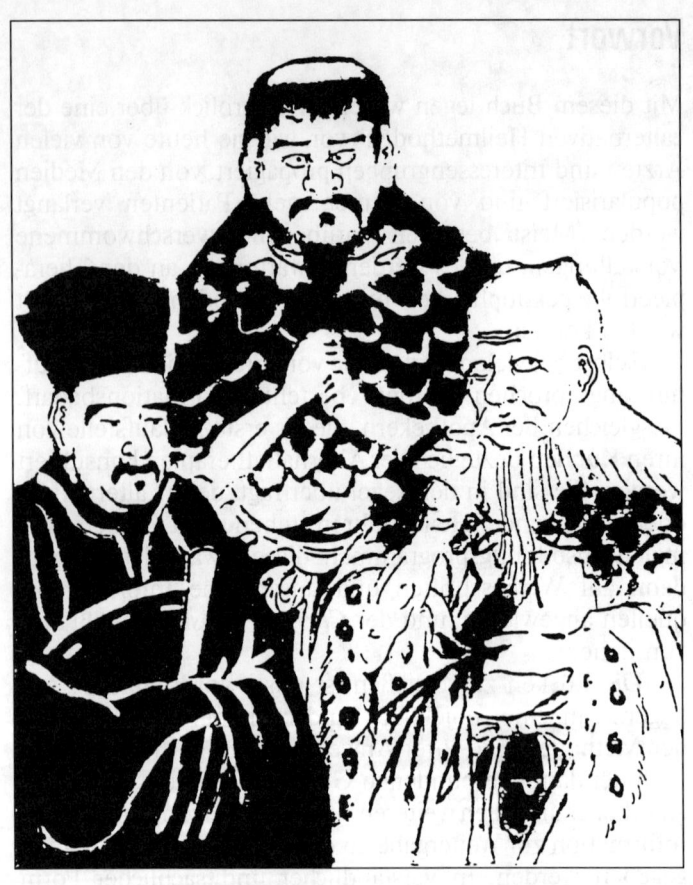

Abb. 1: Die drei legendären Kaiser, die dem Mythos nach die chinesische Medizin begründet haben sollen: Huang-ti, Fu-hsi und Shen-nung.

Inhaltsverzeichnis

Einleitung

Als der Landarzt Robert Koch 1876 den Milzbrandbazillus und später auch das Tuberkulose- und das Cholerabakterium entdeckt hatte und damit zum Begründer der modernen Bakteriologie wurde, schien ein neues Zeitalter in der Medizin angebrochen zu sein. Denn damit rückte die Ausrottung gefürchteter Krankheiten in greifbare Nähe, und ein Traum der Menschheit ging in Erfüllung: Pest und Pocken sind heute weltweit fast ausgerottet, andere Infektionskrankheiten, die einst Schrecken und Tod verbreiteten, wie Cholera, Fleckfieber, Kinderlähmung, Diphtherie und Typhus sind in den Ländern mit ausgeprägter Hygiene und medizinischer Versorgung vollständig unter Kontrolle. Die Lebenserwartung ist seit der Jahrhundertwende sprunghaft von 45 auf 75 Jahre angestiegen.

Aber trotz all dieser großartigen Erfolge, die die Menschheit in diesem Jahrhundert zu verzeichnen hatte, müssen wir feststellen, daß es noch immer sehr viele Krankheiten gibt, denen wir machtlos gegenüberstehen. Man denke hier nicht nur an die furchtbaren Bedrohungen durch Krebs oder AIDS, sondern auch an die vielen chronischen Krankheiten, an Allergien und an solche, die in der westlichen Medizin unter dem Begriff „psychosomatische Krankheiten" zusammengefaßt werden. Man muß außerdem feststellen, daß sich heutzutage eine beträchtliche Zahl an Patienten zwar krank fühlt, aber ein meßbarer Befund nicht festzustellen ist. Der

Hamburger Internist Arthur Jores (1966) meinte dazu: „Die Medizin verhindert in vielen Fällen das Sterben, macht aber nicht gesund. Sie bewirkt den Zustand chronischen Leidens."

Aber die Kritik an unserem Gesundheitssystem kommt nicht nur von dieser Seite – auch die Methoden unserer Krankheitsbekämpfung sind durchaus überdenkbar. So meinte schon Aldous Huxley zwar nicht wissenschaftlich, aber völlig verständlich:„Die moderne westliche Heilkunde ist zu 50 Prozent ganz toll und zu 50 Prozent gar nicht vorhanden. Wunderbare Antibiotika – aber überhaupt keine Methode, um die Widerstandskraft zu stärken und so Antibiotika überflüssig zu machen. Phantastische Chirurgie – aber wenn es darum geht, den Leuten zu zeigen, wie sie leben sollen, damit sie sich nicht in Stücke schneiden lassen müssen, völliges Versagen auf der ganzen Linie."

Er spricht hier das Problem an, daß die meisten Krankheiten der westlichen Medizin eigentlich nur symptomatisch und nicht kausal behandelt werden. Die Chirurgie entfernt zwar beispielsweise einen Tumor, aber die Ursache, warum ein solcher entstanden ist, wird nicht bekämpft. Die Antibiotika – an sich eine wunderbare Entdeckung – machen zwar die Bakterien unschädlich, aber es wird nicht bedacht, warum sich diese Mikroorganismen überhaupt erst einnisten konnten. Denn die Tatsache, daß man mit Bakerien in Kontakt kommt, bewirkt noch nicht, daß man auch wirklich krank wird.

Ein weiterer Aspekt, der zu bedenken wäre, ist die beträchtliche Anzahl an Nebenwirkungen und Unverträglichkeitsreaktionen, die viele Behandlungsmethoden der westlichen Medizin auslösen. Man nehme hier wieder nur als Beispiel die Antibiotika, die zwar bei Erkrankung des

Magen-Darm-Traktes die schädlichen Erreger, aber damit auch die für die Verdauung wichtigen Darmbakterien abtöten.

Es soll hier weder die westliche Medizin an den Pranger gestellt noch sollen ihre großartigen Errungenschaften geschmälert werden; jedoch sollte man sich auch nicht völlig zufrieden geben. In Anbetracht der oben erwähnten Punkte und der Unzufriedenheit vieler Menschen mit unserem medizinischen System – was gerade in den letzten Jahren besonders deutlich zu spüren ist – ist ein Überdenken der jetzigen Situation durchaus angebracht.

Arthur Jores (1966) sieht die Situation sogar noch weitaus bedenklicher: er sieht „beachtliche Lücken in der heutigen Medizin", und er stellt die Frage, ob es „nur noch weiterer Forschung bedarf, um auch diese zu schließen". Seine Antwort ist eher pessimistisch: „Bei dem großen Aufwand an medizinischer Forschung in der ganzen Welt erscheint dies jedoch sehr unwahrscheinlich. Ist es nicht viel wahrscheinlicher, daß hier ein grundsätzlicher Fehler vorliegt? Gerade der völlige Mangel an Kenntnissen über Ursachen der Krankheiten des heutigen Menschen muß doch sehr stutzig machen."

Aufgrund all dieser Kritiken an unserem Gesundheitssystem beschäftigt man sich heute immer mehr mit anderen medizinischen Heilmethoden, wie z.B Homöopathie, Aromatherapie, Ayurveda und nicht zuletzt auch mit der traditionellen chinesischen Medizin, die als sogenannte Ganzheitsmedizin gilt, das heißt beispielsweise, daß sie eine Unterteilung des Menschen in Körper und Seele nicht kennt.

Im folgenden wird ein kurzer Überblick über die traditionelle chinesische Medizin gegeben; über das grundsätzlich andere chinesische Denken, die Geschichte der chinesischen Medizin, die theoretischen Grundbegriffe wie Yin und Yang und die fünf Wandlungsphasen, über die Orbisikonographie, die Sinarteriologie, die Diagnostik und die Therapie; über die heutige Situation der Medizin in China und die Perspektiven, die sich daraus ergeben. Die Arbeit soll sowohl eine Einführung in ein völlig anderes, für uns neues, medizinisches System als auch eine Anregung zum Überdenken unseres Systems sein. Eine Kombination beider Systeme, so wie dies in China bereits praktiziert wird, könnte durchaus zu sehr positiven Aspekten führen.

Hier schließt E. Gresser an das obige Zitat von A. Huxley an: „Die altchinesische Medizin ist zu 50 Prozent ganz toll und zu 50 Prozent gar nicht vorhanden ... und glücklicherweise finden wir hier die uns fehlende Hälfte, eine komplementäre Medizin. Weder von der westlichen noch von der traditionellen chinesischen Medizin kann man mehr erwarten als eine gegenseitige Ergänzung".

Das chinesische Denken

Um die traditionelle chinesische Medizin zu verstehen, bedarf es eines gewissen Umdenkens – eines Sich-Vertraut-machens mit einem völlig anderen Bewußtsein, einer völlig anderen Lebensart. Der Schweizer Arzt und Psychologe C.G. Jung (1928, S. 74 f.) meinte dazu: „Das abendländische Bewußtsein ist unter keinen Umständen das Bewußtsein schlechthin. Es ist vielmehr eine historisch bedingte und geographisch beschränkte Größe, welche nur einen Teil der Menschheit repräsentiert. Die Erweiterung unseres Bewußtseins soll nicht auf Kosten anderer Bewußtseinsarten gehen, sondern soll durch die Entwicklung jener Elemente unserer Psyche, die den Eigenschaften der fremden Psyche analog sind, zustande kommen, wie der Osten unserer Technik, Wissenschaft und Industrie auch nicht entraten kann. Die europäische Invasion im Osten war eine Gewalttat großen Stils. Sie hat uns – noblesse oblige – die Verpflichtung hinterlassen, den Geist des Ostens zu begreifen. Das ist uns vielleicht nötiger, als wir derzeit ahnen." Georg König (Auerswald 1982) vergleicht das europäische und das chinesische Denken mit den beiden Großhirnhemisphären: In jeder der beiden Hemisphären sind bestimmte Fähigkeiten besser ausgebildet als in der anderen, und jedem Menschen ist eine bestimmte Denkart eigen. Der Unterschied ist jedoch nicht grundsätzlich, sondern graduell, anerzogen, erlernt und von angeborenen Begabungen geprägt. So kann jeder eine andere Denkungsart bevorzugen.

Westliches Denken und die linke Hemisphäre des Gehirns entwickeln mehr das logische, mathematische, analytische und abstrakte Denken. Ostasiatisches Denken und die rechte Hirnhemisphäre geben der Intuition, dem Ganzheitlichen und Konkreten, der Bildhaftigkeit und der Erfassung von Gestalt und Raum den Vorzug.

Der Westen will möglichst viel über die Umwelt wissen, während Ostasien an der eigenen Innenwelt mehr Interesse hat, nach innerer Erkenntnis und Weisheit strebt.

Der westliche Mensch möchte die Natur beherrschen, sich ihrer bedienen. Er ist weniger bereit, sich ihr anzupassen, geschweige denn, sich ihr unterzuordnen. Der Ostasiate jedoch ist bestrebt, das Innere des Menschen zu erforschen, die notwendigen Abhängigkeiten zwischen Mensch und Natur anzuerkennen und sich den Gegebenheiten des Lebens anzupassen.

Dem Westen liegt ein mechanistisch-analytisches Welt- und Wissenschaftsbild zugrunde, das durch Zerlegen in immer kleinere Teile erst deren Funktion und Struktur zu ergründen sucht, um daraus das Ganze zu verstehen. Der Osten versteht alles unter einem ganzheitlichen Prinzip, das die Reakion des Ganzen auf Einflüsse der Umwelt und das Verhältnis der Einzelteile untereinander erfassen möchte.

Die altchinesische Medizin mit ihrem induktiv-synthetischen Erkenntnismodus untersucht Funktionen und Störungen ohne ausdrückliche Bezugnahme auf Organe, Nerven oder Blutkreislauf. Wenn wir also diese Medizin mit der vorwiegend pathologisch-anatomischen, kausal-analytischen westlichen Richtung vergleichen, so scheinen tatsächlich Welten dazwischen zu liegen.

Ein Vergleich mit dem Gegensatz Welle-Teilchen-Theorie des Lichtes oder Newtonsche- und Quantenmechanik bietet sich an: beide Theorien sind scheinbar gegensätzlich, aber doch wissenschaftlich richtig und anerkannt und miteinander vereinbar. So meint Manfred Porkert (1986), daß auch die chinesische traditionelle Medizin so wie die westliche Medizin alle Anforderungen an eine exakte Wissenschaft erfüllt: „Sie verfügt über ein eindeutiges Vokabular, das zu einem in sich widerspruchsfreien System vernetzt ist. Sie kennt spezifische empirische Beobachtungs- und Diagnoseverfahren; darauf baut sie in rationaler und jederzeit von anderen nachvollziehbarer Weise ihre Therapien auf. Aber wie für alle anderen Wissenschaften gilt auch für die chinesische Medizin: sie selbst ist der einzige Bewertungsmaßstab für die wissenschaftliche Vertretbarkeit der Methoden und Verfahren, die in ihr vorkommen. Kein Atomphysiker käme heute auf die Idee, seine Spezialdisziplin zur Beurteilung der Physik der Mehrkörpersysteme heranzuziehen."

Er meint außerdem: „Es gehört zum Wesen sich ergänzender Pole, daß man sie nicht aufeinander zurückführen, sondern daß man sie nur miteinander verbinden kann."

Zu der Ansicht, ob traditionelle chinesische Medizin nun wissenschaftlich sei oder nicht, mag man stehen, wie man will – mit einem hat M. Porkert sicher recht: „Es gibt einen zuverlässigen Bewertungsmaßstab, den man an der fernöstlichen Heilkunde auch von außerhalb anlegen kann: ihren therapeutischen Erfolg. Und wenn den Patienten geholfen werden kann, ist jedes medizinische Verfahren gerechtfertigt."

Geschichte der traditionellen chinesischen Medizin

Die ersten Einwohner auf chinesischem Boden, von denen wir Kenntnis haben, waren von der Rasse, zu der der Peking-Mensch gehört. *Sinanthropus pekinensis* etwa 400000 v. Chr. und damit früher als der Neandertaler Europas.

Dann erstreckt sich in der historischen Abfolge eine beachtliche Lücke bis zur ersten bedeutenden Kultur, die durch Ausgrabungen zutage gefördert wurde, die *Yangshao*-Kultur, etwa zur Zeit des Pyramidenbaus in Ägypten (2700 – 2500 v. Chr.). Es folgte die *Shang*-Zeit (ca. 1520 bis 1030 v. Chr.): hier weiß man bereits von Orakelbefragungen durch Funde von Orakelknochen (vgl. auch Abb. 2). Man nimmt an, daß damals schon eine Art „Ahnenmedizin" bzw. Ahnenkult praktiziert wurde: wenn jemand krank war, gab man die Schuld einem bösen Ahnen, und um diesen zu beschwichtigen, wurden Opfergaben gebracht. Die erste medizinische Tätigkeit ist wohl den sogenannten „Wu" (Schamanen) zuzuschreiben. Einige Elemente davon sind bis heute erhalten geblieben: beispielsweise benützt die Bevölkerung in manchen ländlichen Gegenden bei Hongkong bei chronischen Leiden sogenannte Geistermedien (Mittelsmänner zur Befragung von Göttern und Ahnen und zur Austreibung von Dämonen).

Als Begründer der chinesischen Medizin gelten die drei mythischen Kaisergötter um 3000 v. Chr.: Shen-nung, der

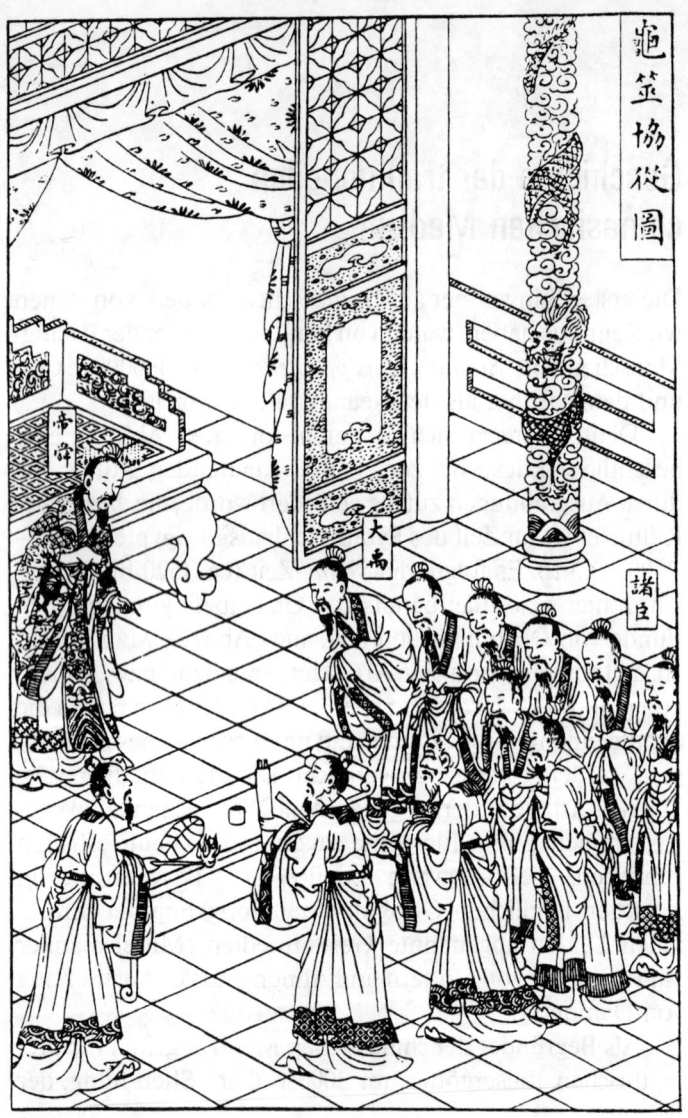

das grundlegende Buch über die Heilkräuter und Drogenkunde, das „Shen-nung pen-ts'ao", verfaßt haben soll; Fu-hsi, dem die sogenannten acht Trigramme, die Grundlagen der 64 Hexagramme im Buch der Wandlungen (I Ging), zugeschrieben werden, und Huang-ti, der „Gelbe Kaiser", der den Medizinklassiker „Huang-ti nei-ching" (der „Innere Klassiker des Gelben Kaisers") geschrieben haben soll.

Der Ursprung dieser Werke gehört jedoch ins Reich der Legende, denn nach heutigem Wissensstand stammt das „Huang-ti nei-ching" aus dem 3. Jahrhundert vor unserer Zeitrechnung. Es behandelt die gesamte damalige Medizin in ausführlichen Dialogen zwischen dem legendären Gelben Kaiser und seinem Minister Ch'i Po und galt noch bis in die Neuzeit hinein als Grundlage der Heilkunst und seine genaue Kenntnis als Voraussetzung für jeden chinesischen Arzt. Es besteht aus zwei Teilen zu je 81 Kapiteln, das „Nei-ching su-wen" (Einfache Fragen) und das „Ling-shu" (Mystisches Tor), und wurde nach dem, was wir heute wissen, von mehreren Autoren während der Han-Dynastie (3. Jh. v. Chr. bis zur Zeitwende) zusammengestellt. Es ist während der folgenden Jahrhunderte von mehreren Gelehrten immer wieder kritisch kommentiert, überarbeitet und ergänzt worden.

Das „I Ging", das Buch der Wandlungen, von dem einige Kernteile schon aus dem 11. Jahrhundert v. Chr. stammen

◀ **Abb. 2:** Eine späte Chhing-Darstellung des legendären Kaisers Shun und seiner Minister zusammen mit dem Großen Yü, der das Schildkröten- und Schafgarbenorakel befragt. Aus dem „Shu Ching Thu Shuo". Schildkrötenpanzer wurden mit glühenden Stäben erhitzt und die Risse, die dadurch entstanden, interpretiert.
Aus: Joseph Needham. Wissenschaft und Zivilisation in China. Frankfurt a. M.: Suhrkamp 1984.

und das damit zu den ältesten Büchern zählt, die geschrieben wurden, ist nicht nur ein Orakel- und Weissagebuch, sondern enthält den Grundstein zur östlichen Lebensphilosophie. Es beruht auf der Beobachtung der Natur und des menschlichen Verhaltens, auf dem Studium der Wechselwirkungen zwischen universellen Gesetzen und individuellem Verhalten und stellt die Wandlung in den Mittelpunkt der Zeitbetrachtung. Es ist ein Versuch der Einordnung der Natur in zyklische, immer wiederkehrende Bewegungen. Gottfried Leibnitz (1646 – 1716) untersuchte die 64 Hexagramme des „I Ging" (64 verschiedene Kombinationen von langen und kurzen Linien) und entdeckte darin das binäre Zahlensystem, das heute den Computern und elektronischen Rechnern zugrunde liegt. Im „I Ging" sind die Grundprinzipien des Taoismus und des Konfuzianismus enthalten, die hier noch miteinander verflochten sind.

Das „Shen-nung pen-ts'ao" wird nur der Legende nach dem Kaiser Shen-nung, dem „göttlichen Landmann", dem „Erfinder des Pflugs", zugeschrieben. Er soll alle 365 Heilkräuter und Drogen, die darin enthalten sind, an sich selbst erprobt haben. Nach heutigem Wissen stammt es aber wahrscheinlich aus dem 2. Jahrhundert v. Chr. und ist somit die früheste pharmazeutische Literatur Chinas. Hier werden die Drogen erstmals eingeteilt und systematisiert: Edelsteine, Mineralien, Kräuter, Bäume, Federtiere, Vierfüßler, Gewürm und Fische. Auch dieses Werk wurde später immer wieder überarbeitet und ergänzt.

Taoismus, Konfuzianismus, Buddhismus und deren Einfluß auf die chinesische Medizin

Den Grundstein für den Taoismus und den Konfuzianismus legte wohl das schon erwähnte „I Ging" (Buch der Wandlungen); jedoch entwickelten sich beide Philosophien etwa ab dem 5. Jahrhundert auseinander. Der Begründer des Taoismus, Lao-tse (um 500 v. Chr.), spricht vom Tao, dessen Bedeutung und Definition sehr unterschiedlich ausgelegt wird: wörtlich heißt es „der Weg", aber auch „unergründliche Naturgesetzlichkeit", „Ordnung der Natur", „Einheit der Natur". Der Philosoph Kuang-tze meinte: „Im Tao kann man ruhen, man kann es aber nicht erklären."

Der Taoismus ist eine Natur- und Gesellschaftsphilosophie, in der nicht der Mensch das Zentrum aller Dinge ist, sondern die Natur, in die sich der Mensch einordnen muß. Ziel ist die Rückkehr zur einfachen Lebensweise, so wie im „Goldenen Zeitalter", und damit die Verfolgung des Tao. Erst ab der *Han*-Zeit (202 v. Chr. – 220 n. Chr.) verband man damit die Erreichung der Unsterblichkeit. Dazu verhalfen eine gesunde Lebensweise: Yoga, Atemtechniken, Gymnastiken, richtige Ernährung, sexuelle Techniken usw. Dieser Grundgedanke, nämlich die Vorbeugung von Krankheiten durch gesunde Lebensweise, ist bis heute ein wichtiger Punkt in der chinesischen Medizin geblieben. Zwei weitere wichtige Gedanken des Taoismus für die Entwicklung der Medizin und Wissenschaft waren sowohl die Suche nach einer Unsterblichkeitsdroge und damit die Begründung der Alchimie als auch das In-den-Mittelpunkt-Stellen von Beobachtung und Erfahrung als Quelle des Wissens, was zur Entwicklung der empirischen Medizin führte.

Im Gegensatz dazu sah der Konfuzianismus die Quelle des Wissens in Rationalismus und Scholastik, wodurch es wiederum zur Entwicklung der Medizin im Bereich der Theorie kam.

Kurz gesagt ist der Konfuzianismus eine Sozial- und Sittenlehre, in der religiöse, philosophische, sozialethische und lebensanschauliche Aspekte fast untrennbar vermischt sind. Der Gründer K'ung-fu-tzu (Konfuzius 551 – 479 v. Chr.) stellt als Postulate soziale Gerechtigkeit, Friede und Achtung vor dem Individuum auf. Das Ziel der Regierung soll Wohlfahrt, Gleichheit des ganzen Volkes und eine intellektuelle Demokratie sein. Unter dem Kaiser Wu in der Han-Zeit wurde der Konfuzianismus zur orthodoxen Staatslehre erhoben, entwickelte sich später aber zu einem stark hierarchischen, bürokratischen, von starren Regeln beherrschten Gesellschaftssystem.

Der Buddhismus hingegen hat für die Entwicklung der Medizin nur wenig Bedeutung, da er grundsätzlich eine feindliche Haltung gegen wissenschaftliches Forschen und eine Weigerung zu spekulieren aufweist. Der Gedanke, daß die sichtbare Welt nur eine Illusion ist und daß Leben Leiden bedeute, dem man nur durch Beschreiten des achtfachen Pfades und dem Eingang ins Nirwana entrinnen kann, förderte nicht gerade die wissenschaftlichen Tendenzen und trug so nur wenig zur chinesischen Medizin bei.

Einige Meilensteine in der Geschichte der chinesischen Medizin

Von 110 bis 207 n. Chr. lebte der berühmte Arzt Hua T'o, der beachtliche Erfolge und Erfahrungen in der Anästhesie verzeich-

Tab. 1 Chinesische Dynastien. Aus: Joseph Needham. Wissenschaft und Zivilisation in China. Frankfurt a. M.: Suhrkamp 1984.

夏 Hsia-Königreich (legendär?)	ca. − 2000 bis	ca. − 1520
商 Shang-(Yin-)Königreich	ca. − 1520 bis	ca. − 1030
周 Chou-Dynastie (Feudalzeitalter):		
Frühe Chou-Periode	ca. − 1030 bis	− 722
Chhun Chhiu-Periode 春秋	− 722 bis	− 480
Zeit der Kämpfenden Staaten	− 480 bis	− 221
(Chan Kuo-Periode) 戰國		

Erste Einigung

秦 Chhin-Dynastie	− 221 bis	− 207
漢 Han-Dynastie		
Frühe oder Westliche Han-Zeit (Chhien Han)	− 202 bis	+ 9
Hsin-Interregnum	+ 9 bis	+ 23
Späte oder Östliche Han-Zeit (Hou Han)	+ 25 bis	+ 220

Erste Teilung

三國 San Kuo (die Drei Reiche)	+ 221 bis	+ 265
蜀 Shu (Han)	+ 221 bis + 264	
魏 Wei	+ 220 bis + 265	
吳 Wu	+ 222 bis + 280	

Tab. 1 Fortsetzung

Zweite Einigung

晉 Chin-Dynastie: westliche	+ 265 bis	+ 317
östliche	+ 317 bis	+ 420
劉宋 (Liu)Sung-Dynastie	+ 420 bis	+ 479

Zweite Teilung

Nördliche und Südliche Dynastien
(Nan Pei chhao)

齊 Chhi-Dynastie	+ 479 bis	+ 502
梁 Liang-Dynastie	+ 502 bis	+ 557
陳 Chhen-Dynastie	+ 557 bis	+ 589
魏 Wei-Dynastie		
nördliche	+ 386 bis	+ 535
westliche	+ 535 bis	+ 556
östliche	+ 534 bis	+ 550
北齊 Nördliche Chhi-Dynastie	+ 550 bis	+ 577
北周 Nördliche Chou-(Hsienpi-)Dynastie	+ 557 bis	+ 581

Dritte Einigung

隋 Sui-Dynastie	+ 581 bis	+ 618
唐 Thang-Dynastie	+ 618 bis	+ 906

Tab. 1 Fortsetzung

Dritte Teilung

五代 Wu Tai (Zeit der Fünf Dynastien): + 907 bis + 960
  Späte Liang, Späte Thang (Turkic), Späte Chin (Turkic),
  Späte Han (Turkic) und Späte Chou)

遼 Liao-(Chhitan-Tataren-)Dynastie + 907 bis + 1125
  Westliche Liao-Dynastie (Qara-Khitai) + 1124 bis + 1211
西夏 Hsi Hsia-(Tangut-)Staat + 986 bis + 1227

Vierte Einigung

宋 Nördliche Sung-Dynastie + 960 bis + 1126
宋 Südliche Sung-Dynastie + 1127 bis + 1279
金 Chin-(Jurchen-, Tataren-)Dynastie + 1115 bis + 1234
元 Yuan-(Mongolen-)Dynastie + 1260 bis + 1368
明 Ming-Dynastie + 1368 bis + 1644
清 Chhing-(Manchu-)Dynastie + 1644 bis + 1911
民國 Republik + 1912 bis + 1949
  Volksrepublik + 1949

nen konnte, der jedoch, nachdem er von dem Feldherrn Ts'ao Ts'ao in der Kerker geworfen worden war, sein gesamtes Werk über die Anästhesie vernichtete und schließlich hingerichtet wurde. Viele erstaunliche Erfolge gelangen auch dem Arzt Sun Sumiao, der während der *Thang*-Zeit (618 – 906) lebte: beispielsweise behandelte er Krankheiten, deren Ursache falsche Ernährung war. Er entdeckte somit die Mangelkrankheiten, auf deren Erforschung der europäische Raum noch lange warten mußte. Er verordnete jodhaltige Präparate (Seetang, Extrakte der Schilddrüsen von Rotwild und Schafen) gegen Struma oder Kalbs- und Schafleber und Weizenkeime gegen Beri-Beri.

Die Medizin machte immer mehr Fortschritte: 659 n. Chr. erschien das erste amtliche Arzneibuch, und um dieselbe Zeit etwa wurde auch eine erste Schule für ärztliche Ausbildung eingerichtet. Auch wurde der Drogenschatz der Chinesen immer mehr erweitert, da sie über die Seidenstraße und über den Seeweg in Verbindung mit dem arabischen Raum, Persien, Südostasien, Indien und den Mittelmeerraum traten. Aus Indien stammen beispielsweise: *Cannabis sativa* (Hanf), *Datura stramonium* (Stechapfel), das Chaulmoograöl oder Kardamom; aus dem persisch-arabischen Raum hingegen *Punica granatum* (Granatapfel), *Medicago sativa* (Luzerne), Safran und Flachs.

Es ist jedoch erstaunlich, daß keine griechischen Elemente in die chinesische Medizin einflossen, da doch arabisch-chinesische Kontakte vorhanden waren. Hier berichtet der große Arzt Muhammad ibn Zakriya al-Razi (850 – 925) zwar über einen chinesischen Gelehrten, der auf seiner Reise in den arabischen Raum die 16 Bücher des Galen (129 – 199) ins Chinesische übersetzte, jedoch scheinen diese Bücher verlorengegangen zu sein.

Zwei weitere berühmte Ärzte seien hier erwähnt: der große Kinderarzt Ch'ien I (1023–1104), der als erster den Unterschied zwischen Windpocken, Masern, Scharlach und Blattern beschrieb, und Li Shihchen, der nach 27jähriger Arbeitszeit etwa um 1597 das berühmte Drogenwerk „Pents'ao kang-mu" herausbrachte.

Zwischen Marco Polo (1254 – 1325) und Alfonso de Albuquerque (1453 – 1515), portugiesischer Vizekönig in Ostindien, war in Europa sehr wenig bekannt über China. Doch als im 16. Jahrhundert die Jesuiten China zur Missionierung eroberten, verbreiteten sie in Europa das Vorurteil, daß China wissenschaftlich weit unterlegen sei, und so war ein Einfließen der westlichen Medizin in Ostasien nicht mehr aufzuhalten. Dazu kam in den folgenden Jahrhunderten eine zunehmende Unzufriedenheit der Chinesen mit ihrer eigenen Medizin, da sie immer wieder Widersprüche entdeckten und es auch keine besonderen Fortschritte mehr zu verzeichnen gab. Die westliche Medizin konnte schnell Fuß fassen – und besonders, nachdem die „Wundermittel" Antibiotika entdeckt waren. Erst in den fünfziger Jahren unseres Jahrhunderts kamen wieder Zweifel an der westlichen Medizin auf. Teils waren es politische Gründe, warum Mao tse-tung die Verbindung der positiven Elemente der westlichen und der chinesischen Medizin forderte, teils war es aber auch folgende Kritik:

1. Die westliche Medizin betrachtet alle Organe, Funktionssysteme sowie Erkrankungen isoliert; es kommt zu fortschreitender Spezialisierung.
2. Die Ursachen werden meist in außerorganischen Pathogenen gesehen.
3. Es erfolgt keine Zusammenarbeit mit den aktiven inneren Abwehrkräften des Körpers.

So kam es also, daß die traditionelle chinesische Medizin wieder allmählich Anerkennung fand und daß wir heute auf einen 4000jährigen empirischen Erfahrungsschatz nicht verzichten müssen.

Mögliche Ursachen für das Stagnieren der Entwicklung der chinesischen Medizin

Es stellt sich noch die Frage, warum die chinesische Wissenschaft zwar bis ins 15. Jahrhundert die des Westens überragte, warum es jedoch anschließend zu einer Stagnation kam.

Nicht nur die vielen Erfindungen wie Porzellan, magnetischer Kompaß, Papier, Buchdruck oder Schießpulver, sondern auch viele Beispiele aus der Medizin, die in Europa noch lange auf ihre Entdeckung warteten, beweisen die Überlegenheit Chinas bis zu diesem Zeitpunkt. Hier seien nur einige genannt: als Paracelsus im 16. Jahrhundert Mineralien wie Quecksilber, Antimon oder Wismut einführte, hatten dies die Chinesen schon viele Jahrhunderte zuvor getan. Der „Innere Klassiker des Gelben Kaisers", der aus dem 3. Jahrhundert v. Chr. stammt, spricht schon eindeutig vom Kreislauf des Blutes, der in Europa erst im 16. Jahrhundert von William Harvey bewiesen wurde. Nicht nur die Variolation, eine einfache Art von Pockenimpfung, war schon viele Jahrhunderte bekannt, sondern auch die Verwendung von Mutterkorn in der Geburtsmedizin und die von Opium gegen Durchfall und die Anwendung von Trepanationen (Schädelöffnungen) – die Liste ließe sich beliebig fortsetzen.

Gottfried Herder (1744 – 1803) und Wilhelm Hegel (1770 – 1831) sehen die Ursachen der Stagnation in soziologisch-ökonomischen Kriterien: einerseits im despotischen

Charakter der Herrschaftsstruktur und im Bürokratismus des Konfuzianismus, anderseits im Fehlen am Trieb zur Verbesserung, was sehr zweifelhaft erscheint. Joseph Needham (1979) erkennt als Ursache das Fehlen der Renaissance und Reformation in China; er ist überzeugt, „... daß der Grund für den allein in Europa erfolgten Durchbruch mit den besonderen sozialen, intellektuellen und ökonomischen Bedingungen zusammenhängt, die dort zur Zeit der Renaissance herrschten, und nicht mit irgendwelchen Unzulänglichkeiten entweder des chinesischen Verstandes oder der intellektuellen und philosophischen Tradition Chinas, denn in vieler Hinsicht paßt diese Tradition viel eher mit der modernen Wissenschaft zusammen als die Weltanschauung des Christentums.“

Eine andere mögliche Ursache könnte auch die Sprache sein: Der Linguist Benjamin Lee Whorf (1963) kam nach dem Studium von Indianersprachen zur Erkenntnis, daß die Sprache weitgehend vorbestimmt, ob man einzelne Phänomene oder Zusammenhänge bemerkt oder übersieht. Danach bildet die Sprache für eine Gemeinschaft von Wissenschaftlern ein bestimmtes Reservoir für Problemlösungen; ist dieses ausgeschöpft, ist kein wissenschaftlicher Fortschritt mehr möglich.

Grundbegriffe der chinesischen Medizin

Zunächst sei einmal gesagt, daß man sehr wohl unterscheiden muß zwischen der chinesischen Volksmedizin, die es ja dort auch so wie bei uns gibt, und der eigentlichen traditionellen chinesischen Medizin, die zwar aus der Volksmedizin erwachsen ist, aber sich wie die westliche Medizin bei uns zu einem eigenen zusammenhängenden, unabhängigen und äußerst komplizierten System des Denkens und der Praxis herausgebildet hat. Es ist gar nicht so einfach für uns westlich orientierte Menschen, dieses System nachzuvollziehen, und deshalb muß man erst einige Grundbegriffe kennenlernen.

Die Begriffe Yin und Yang

Die Begriffe Yin und Yang tauchten als erstes im „I Ging" (Buch der Wandlungen) auf und bedeuten ursprünglich die beschattete Nordseite (= Yin) und die sonnenbeschienene Südseite (= Yang) eines Berges; sie symbolisieren Polarität, komplementäre Gegensätze und stellen weder Kräfte noch materielle Wesenheiten dar, sondern müssen als nützliche Bezeichnungen betrachtet werden, die der Beschreibung der Beziehung der Dinge zueinander und zum Universum dienen.

Die Yin-Yang-Theorie, die dem naturalistischen und taoistischen Gedankengut des alten China entspringt, ist eine dialektische Logik, die Beziehungen, Muster und Veränderungen erklärt. Innerhalb dieses Gedankensystems werden alle Dinge als Teile des Ganzen gesehen. Das einzelne Phänomen kann niemals von seiner Beziehung zu anderen Phänomenen getrennt werden. Der Kosmos selbst ist ein vollständiges Ganzes, ein Gewebe aufeinander bezogener Dinge und Ereignisse. Innerhalb dieses Beziehungsgewebes kann ein Ding nur durch seine Funktion definiert werden und lediglich als Teil des Ganzen von Bedeutung sein.

Einige Entsprechungen von Yin und Yang

Yin	Yang
Kälte	Hitze
Ruhe	Bewegung
Passivität	Aktivität
Erde, Mond	Himmel, Sonne
Herbst, Winter	Frühling, Sommer
das Weibliche	das Männliche
Feuchtigkeit	Trockenheit
das Innere	das Äußere
das Dunkle, die Nacht	das Helle, der Tag
Metall, Wasser	Holz, Feuer
Saures, Bitteres, Salziges	Süßes, Scharfes
Bauch	Rücken

Alle Dinge haben zwei Aspekte: einen Yin-Aspekt und einen Yang-Aspekt. Auch der Körper läßt sich in Yin und Yang unterteilen: die Vorderseite ist Yin, die Rückseite Yang, die obere Hälfte mehr Yang als die untere; die äußeren Teile

(Haut, Haare etc.) sind stärker Yang als die inneren Organe. Krankheiten, die sich durch Schwäche, Langsamkeit, Kälte und Zurückhaltung auszeichnen, sind Yin; Krankheiten, die sich in Stärke, Aktivität, Hitze und Übertreibung manifestieren, sind Yang. Jeder Yin- und jeder Yang-Aspekt kann wiederum in Yin und Yang unterteilt werden: so kann Temperatur in kalt (Yin) und heiß (Yang) unterteilt werden und kalt wieder in eiskalt (Yin) und mäßig kalt (Yang).

Und obgleich Yin und Yang unterscheidbar sind, getrennt werden können sie nicht. Lao-tse schreibt im „Tao-te-ching" darüber:

„Denn Sein und Nichtsein erzeugen einander.
Schwer und leicht vollenden einander.
Lang und kurz gestalten einander.
Hoch und tief verkehren einander.
Stimme und Ton vermählen sich einander.
Voher und nachher folgen einander".

In der klinischen Praxis äußert sich die Yin-Yang-Theorie folgendermaßen: hat ein Patient zum Beispiel hohes Fieber und schwitzt viel, was als Übermaß von Yang gilt, besteht die Gefahr, daß er plötzlich in einen Schock verfällt (einen extremen Yin-Zustand). Entweder muß sich eine graduelle Veränderung ereignen, ein Wiederausgleich (medizinische Behandlung und Heilung), oder eine radikale Veränderung tritt ein (Schock) – oder Yin und Yang trennen sich voneinander, und die Existenz gelangt zum Stillstand (Tod).

Das traditionelle taoistische Symbol (Abb. 3) veranschaulicht die Theorie von Ying und Yang auf ausgezeichnete Weise: die kleinen Kreise in gegensätzlicher Farbe zeigen, daß innerhalb von Yin auch Yang enthalten ist und umgekehrt. Die geschwungene Teilungslinie verdeutlicht das dynamische Ineinanderfließen von Yin und Yang – sie schaffen einander, kontrollieren einander und verwandeln sich ineinander.

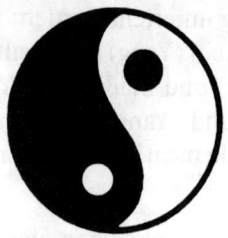

Abb.3: Chinesisches Symbol für Yin und Yang.

Die Fünf-Wandlungsphasen-Theorie

Während die Yin-Yang-Theorie ins Altertum Chinas zurückreicht, findet man die ersten Erwähnungen der Fünf-Phasen-Theorie erst im 4. Jahrhundert v. Chr. Tsu Yen (350 – 270 v. Chr.) und seine Schüler systematisierten sie als erste und wandten sie vor allem auf politische wie auf wissenschaftliche Phänomene an. Während des 4. und 3. Jahrhunderts v. Chr. existierten Fünf-Phasen- und Yin-Yang-Theorie nebeneinander und unabhängig voneinander. Lao-tse beispielsweise bezog sich immer wieder auf Yin-Yang, erwähnte die Fünf Phasen aber überhaupt nicht. Die Chinesen besaßen also zwei Ordnungssysteme – eine Tatsache, die das chinesische von anderen naturphilosophischen Systemen unterscheidet (siehe die „Vier Elemente" der Griechen (Abb. 4) oder die „Drei Doshas" der Hindus). Erst während der Han-Zeit (202 v. Chr.–220 n. Chr.) begannen sich die beiden Theorien in der chinesischen

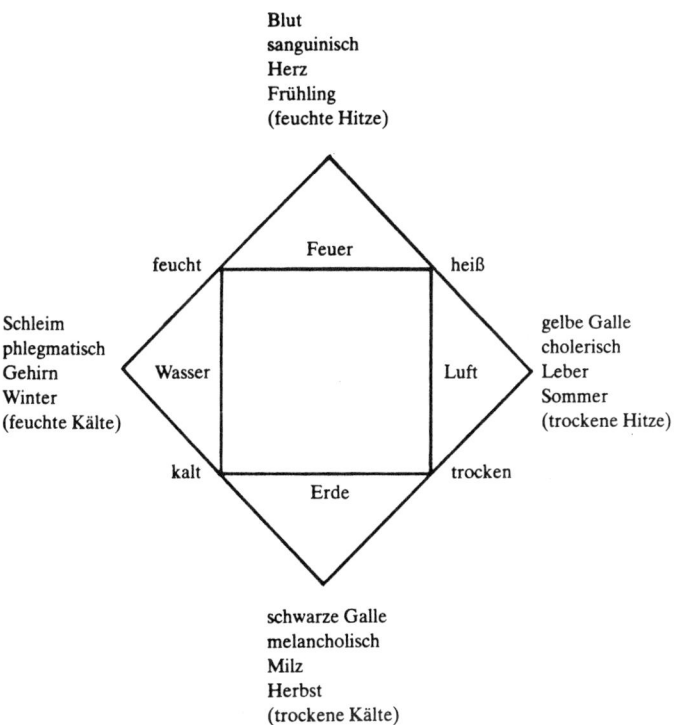

Abb. 4: Das griechische System der vier Elemente.
Aus: Ted Kaptchuk. Das große Buch der griechischen Medizin. Bern, München, Wien: Barth 1990.

Medizin zu vereinigen. Die Fünf- Phasen-Theorie ist ein Versuch, alle Phänomene unter fünf grundsätzlichen Prozessen zu subsumieren, die durch die Symbole Holz, Feuer, Erde, Metall und Wasser repräsentiert werden. Es gibt wie beim Yin-Yang- System symbolische Entsprechungen (Tab. 2).

Tab. 2 Entsprechungen der Fünf Phasen.
Aus: Joseph Needham. Wissenschaft und Zivilisation in China. Frankfurt a. M.: Suhrkamp 1984.

Elemente hsing 行	Jahreszeiten shih 時	Himmelsrichtungen fang 方	Geschmäcker wei 味	Gerüche chhou 臭	Stämme (Zehnerzyklus) kan 干 chia i 甲乙	Zweige (Zwölferzyklen) und zugehörige Tiere chih 支		Zahlen shu 數
Holz	Frühling	Osten	sauer	scharf	chia i 甲乙	yin 寅 mao	(Tiger) und (Hase)	8
Feuer	Sommer	Süden	bitter	brennend	ping ting	wu ssu	(Pferd) und (Schlange)	7
Erde	– (manchmal: der sechste Monat)	Mitte	süß	duftend	wu chi	hsü chhou wei chhen	(Hund), (Rind), (Schaf) und (Drache)	5
Metall	Herbst	Westen	scharf	ekelhaft	keng hsin	yu shen	(Hahn) und (Affe)	9
Wasser	Winter	Norden	salzig	verdorben	jen kuei	hai tzu	(Eber) und (Ratte)	6

Tab. 2 Fortsetzung

Elemente hsing 行	Töne yin 音	Mondhäuser hsiu 宿	Sternpaläste kung 宮	Himmels-körper chhen 辰	Planeten hsing 星	Wetter chhi 氣	Staaten kuo 國
Holz	chio 角	1-7	Azur-Drache	Sterne	Jupiter	Wind	Chhi
Feuer	chih 徵	22-28	Roter Vogel	Sonne	Mars	Hitze	Chhu
Erde	kung 宮	–	Gelber Drache	Erde	Saturn	Donner	Chou
Metall	shang 商	15-21	Weißer Tiger	hsiu-Konstellationen	Venus	Kälte	Chhin
Wasser	yü 羽	8-14	Dunkler Krieger	Mond	Merkur	Regen	Yen

Tab. 2 Fortsetzung

Elemente *hsing* 行	Herrscher *ti* 帝	Yin-Yang 陰陽	Psycho-physische Funktionen des Menschen *shih* 事	Regierungsstile *chêng* 政	Ministerien *pu* 部	Farben *ssu* 色	Instrumente *chhi* 器
Holz	Yü der Große (Hsia)	Yin in Yang oder geringeres Yang	Benehmen	nachsichtig	Landwirtschaft	grün	Zirkel
Feuer	Wên Wang (Chou)	Yang oder größeres Yang	Sehen	erleuchtet	Krieg	rot	Maße und Gewichte
Erde	Huang Ti (vordynast.)	Gleichgewicht	Denken	bedächtig	die Hauptstadt	gelb	Lot
Metall	Thang der Siegreiche (Shang)	Yang in Yin oder geringeres Yin	Sprechen	energisch	Recht	weiß	Richthölzer
Wasser	Chhin Shih Huang Ti (Chhin)	Yin oder größeres Yang	Hören	ruhig	Arbeit	schwarz	Waagen

Tab. 2 Fortsetzung

Elemente hsing 行	Tierklassen chhung 蟲	Haustiere shêng 牲	Getreide ku 穀	Opfer ssu 祀	Eingeweide tsang 臟	Körperteile thi 體	Sinnesorgane kuan 官	Gemüts-zustände chih 志
Holz	schuppig (Fische)	Schaf	Weizen	Innentor	Milz	Muskeln	Auge	Zorn
Feuer	gefiedert (Vögel)	Geflügel	Bohnen	Herd	Lunge	Puls (Blut)	Zunge	Freude
Erde	nackt (Mensch)	Rind	Kolbenhirse	Innenhof	Herz	Fleisch	Mund	Verlangen
Metall	behaart (Säugetiere)	Hund	Hanf	Außentor	Nieren	Haut und Haar	Nase	Sorge
Wasser	in Muscheln (Wirbellose)	Schwein	Hirse	Brunnen	Leber	Knochen (Mark)	Ohr	Furcht

Man kann die Fünf Phasen beispielsweise zur Beschreibung des jährlichen Zyklus von biologischem Wachstum und Entwicklung benutzen: Holz entspricht dem Frühling, Feuer dem Sommer, Metall dem Herbst, Wasser dem Winter. Erde repräsentiert den Übergang von einer Jahreszeit zur anderen und wird außerdem mit Spätsommer verbunden. Diese Entsprechungen sind als der „Kreislauf der gegenseitigen Erzeugung" bekannt (Abb. 5).

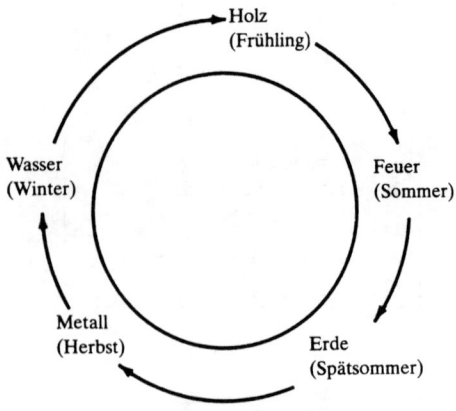

Abb. 5: Der Kreislauf der gegenseitigen Erzeugung der Fünf Phasen.
Aus: Ted Kaptchuk. Das große Buch der chinesischen Medizin. Bern, München, Wien: Barth 1990.

Holz erzeugt Feuer, Feuer erzeugt Erde, Erde erzeugt Metall, Metall erzeugt Wasser und Wasser erzeugt Holz. Da Holz z. B. dem Funktionskreis Leber entspricht und Feuer dem Funktionskreis Herz, bedeutet das, daß innerhalb dieser Ordnung die Leber die „Mutter" und das Herz das

Tab. 3 Disharmonien des Kreislaufs der gegenseitigen Erzeugung. Aus: Ted Kaptchuk. Das große Buch der chinesischen Medizin. Bern, München, Wien: Barth 1990.

Disharmonie	Beschreibung	Zeichen und Symptome	Physiologische Korrelationen
Holz produziert kein Feuer	Leber-(Holz)-blut nährt das Herz nicht	Schwäche; Schüchternheit; Herzklopfen; schlechtes Gedächtnis; Schlaflosigkeit; dünner oder rauher Puls	Allgemeine Blutmangel-Muster
Feuer produziert keine Erde	Herz (Feuer) nicht in der Lage, die Milz (Erde) zu wärmen	Kälteaversion; kalte Extremitäten; geschwollener Bauch; Durchfall; Ödeme	Nieren-Yang nicht in der Lage, Milz-Yang zu wärmen
Erde produziert kein Metall	Milz (Erde) nicht in der Lage, die Lunge (Metall) zu nähren	Schleim; Husten; Müdigkeit; leerer Puls	Milzmangel produziert übermäßigen Schleim in der Lunge (in der Tat stellt dies die Umkehrung der klassischen Fünf-Phasen-Beziehung dar)
Metall produziert kein Wasser	Lunge (Metall) sendet kein Wasser zu den Nieren (Wasser)	Kurzatmigkeit; Durst; spärlicher, dunkler Urin; schwache Knie; empfindlicher unterer Rücken; andere Yin-Mangelzeichen	Mangelndes Nieren-Yin
Wasser produziert kein Holz	Nieren (Wasser) nicht in der Lage, die Leber (Holz) zu nähren	Ohrensausen; Schmerzen im unteren Rücken; schwache Knie; Schwindelgefühle; Zittern; Abmagerung	Nieren-Yin kann Leber-Yin nicht nähren

„Kind" repräsentiert. Wenn sich also das Herz im Mangelzu-
stand befindet, kann eine Behandlung über die Kräftigung
des Mutterorgans erfolgen. Besteht ein Übermaß in einem
Organ, kann das „Kind" zur Ader gelassen werden. Mit
diesem „Kreislauf der gegenseitigen Erzeugung" können
Disharmonien und besonders Mangelzustände erklärt
werden, und dieses System spielt vor allem in der Aku-
punkturbehandlung, weniger in der Kräuterheilkunde eine
Rolle.

Es bestehen aber weitere 35 mathematische Möglich-
keiten, die Fünf Phasen zu arrangieren, von denen nur
wenige in der Medizin eine praktische Bedeutung haben.
Diese wären beispielsweise der Kreislauf der gegenseitigen
Überwältigung und der Kreislauf der gegenseitigen
Kontrolle (Abb. 6).

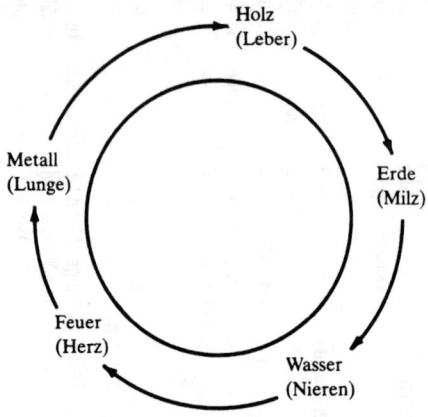

Abb. 6: Der Kreislauf der gegenseitigen Kontrolle der Fünf Phasen.
Aus: Ted Kaptchuk. Das große Buch der chinesischen Medizin. Bern, München,
Wien: Barth 1990.

Tab. 4 Disharmonien des Kreislaufs der gegenseitigen Kontrolle. Aus: Ted Kaptchuk. Das große Buch der chinesischen Medizin. Bern, München, Wien: Barth 1990.

Disharmonie	Beschreibung	Zeichen und Symptome	Physiologische Korrelationen
Holz schmäht Erde	Übermäßige Kontrolle der Milz (Erde) durch das Leber-(Holz)Qi	Schmerzende Seiten; Kopfschmerzen; Blähungen; entzündete Augen; Blähungs-abgang (Leberübermaß) mit Appetit-mangel, Durchfall, Abgespanntheit (Milz-mangel)	Leber greift Milz an
Metall demütigt Feuer	Herz-(Feuer)-Yang nicht in der Lage, die Lungen-(Metall)säfte zu kontrollieren	Häufiges Wasserlassen; Herzklopfen; Schlaflosigkeit, Kurzatmigkeit	Mangelndes Herz-Yang und Mangelndes Lungen-Qi
Kontrolle von Wasser durch Erde nicht geregelt	Milz (Erde) schmäht Nieren (Wasser)	Trockener Mund; trockene Lippen; dünner und schneller Puls; Verstopfung	Bösartiger Hitzeeinfluß ver-letzt Yin (vor allem Magen-Yin)
	Nieren (Wasser) demütigen Milz (Erde)	Ödeme und andere Nierenmangel-Zeichen	Mangelndes Milz-Yang und Mangelndes Nieren-Yang
Holz demütigt Metall	Lunge (Metall) nicht in der Lage, Leber (Holz) zu kontrollieren	Schmerzende Seiten; bitterer Mund-geschmack; Husten; Reizbarkeit; drahtiger Puls	Leber greift Lunge an
Feuer demütigt Wasser	Nieren (Wasser) nicht in der Lage, Herz (Feuer) zu kontrollieren	Samenfluß; Lumbago; Reizbarkeit; Schlaflosigkeit; rotes Zungenmaterial; dünner und schneller Puls	Mangelndes Nieren- und Herz-Yin (auch „Herz und Nieren nicht in der Lage zu kommunizieren" genannt)

Obwohl die Fünf-Phasen-Theorie dynamischer ist als das griechische oder indische System, erwies sie sich doch als ein relativ starres System. Ihre Angleichung an die praktische medizinische Erfahrung mußte auf recht freizügige Weise geschehen, denn es ergaben sich immer wieder Widersprüche innerhalb des Systems, weshalb es seit seiner Entstehung auch ständiger Kritik unterzogen wurde. Selbst die angesehensten Verfechter dieser Theorie geben zu, daß sie manchmal nützlich ist und manchmal eben nicht.

Die Fünf Phasen werden hauptsächlich dazu gebraucht, klinische Prozesse und Beziehungen zu beschreiben und den begrifflichen Rahmen für die angemessene Behandlung zu liefern. Als erklärende Theorie stellt sie jedoch keine bindende Lehrmeinung dar. Dennoch sind die Fünf-Phasen-Zuordnungen sicherlich eine Hilfe zur Erkennung, Einschätzung und Diskussion klinischer Tendenzen.

Der Krankheitsbegriff in der chinesischen Medizin

Die Vorstellung von Ursache und Wirkung – Mittelpunkt des westlichen Denkens – ist im chinesischen Gedankengut kaum ausgeprägt. Aristoteles (384 – 322 v. Chr.) formulierte das westliche Denken folgendermaßen: „Die Menschen glauben nicht, daß sie ein Ding kennen, bevor sie sein ‚Warum' begriffen haben." So versucht die moderne westliche Medizin, rein physische Faktoren als Ursache von Krankheiten zu definieren: Bakterien, Viren, Chemikalien und andere „handfeste" Faktoren. Die Chinesen sehen jedoch die Phänomene des Universums unabhängig von einem Äußeren Schöpfungsakt, das Universum existiert kraft seiner inneren Natur, das heißt durch die beständige Entfaltung von Yin und Yang, und es besteht keine Notwendigkeit, nach einer Ursache zu suchen. Der chinesische Arzt richtet seine Aufmerksamkeit auf das gesamte physiologische und psychologische Individuum. Alle Informationen, Symptome und generellen Charakteristika des Patienten werden gesammelt, bis das, was die Chinesen ein „Muster der Disharmonie" nennen, erkennbar wird. Dieses Disharmoniemuster beschreibt eine Situation des Ungleichgewichts im Körper des Patienten. Ist der Patient „im Gleichgewichtszustand", so ist er gesund, ist dieses Gleichgewicht gestört, so ist er krank.

Die Frage nach der Ursache und Wirkung steht zweitrangig neben der Wahrnehmung des Gesamtmusters. Was die Chinesen interessiert, ist das Erkennen von Beziehungen zwischen den einzelnen Geschehnissen im Körper. Die Therapie versucht, die Konfiguration wieder ins Gleichgewicht zu bringen, die Harmonie im Individuum wiederherzustellen. Die chinesische Methode ist deshalb eine holistische Methode – begründet auf der Idee, daß jedes einzelne Element nur in seiner Relation zum Ganzen verstanden werden kann. Ein Symptom wird daher nicht auf seine Ursache zurückverfolgt, sondern als Teil einer Gesamtheit betrachtet.

Manfred Porkert (1986) bringt hier einen Vergleich mit der Biologie: Die chinesischen Ärzte bestimmen Krankheiten ihrer Patienten ganz ähnlich wie westliche Biologen Pflanzen oder Tiere. Die Vielfalt der menschlichen Krankheiten wurde von den Chinesen ebenso wie die Vielfalt der Pflanzen und Tiere von den Biologen in eine systematische Ordnung gebracht. Diese Ordnung ist nicht kausal, sie fragt weder, warum zum Beispiel Schwäne weiß sind, sondern stellt nur fest, daß sie weiß sind, noch fragt sie, warum ein Patient ein schmutzig-weißes Gesicht hat, sondern stellt dieses nur fest. Wenn etwa ein chinesischer Arzt ein schmutzig-weißes Gesicht sieht, weiß er zunächst nicht mehr als ein Biologe, dem von einem weißen Vogel berichtet wird. Anhand eines einzigen Merkmals kann man nicht bestimmen, welche Art vorliegt, weder bei der Krankheit noch bei einem Tier. Trotzdem genügt das Wissen um eine einzige Eigenschaft, um den Forschungsbereich erheblich einzugrenzen. Und die Sicherheit der Bestimmung des Tieres bzw. der Krankheit wird mit der Angabe eines jeden zusätzlichen Merkmals größer.

Die Chinesen betrachten viele der Ursachen im westlichen Sinne, wie Bakterien, Viren usw., als Symptome der Krankheit. Weil ein bestimmtes Organ bereits geschwächt ist und äußeren Einflüssen keinen Widerstand mehr entgegensetzen kann, weil also schon eine Disharmonie vorhanden ist, wird das Organ von Bakterien befallen. Tötet man diese, so beseitigt man zwar die Symptome, trägt aber nichts zur Wiederherstellung des erkrankten Organs bei, und es kann wieder befallen werden. Das chinesische System achtet viel mehr auf die Beziehungen und Muster der Phänomene und bildet deshalb seine Ideen vom Ursprung einer Krankheit aus einer anderen Perspektive als wir im Westen.

Ted Kaptchuk (1990) bringt hierzu ein Beispiel: in China wie im Westen spricht man davon, daß jemand krank wurde, weil er im Regen spazieren ging. Als Ursache wird also Feuchtigkeit angegeben. Für die Chinesen schlägt sich die Feuchtigkeit aber in einem Muster der Feuchtigkeit nieder. Es gibt keinen Unterschied zwischen der Erkrankung selbst und ihrer Ursache. In diesem Sinne ist das Wort Ursache fast synonym mit Wirkung und Symptom. Der Arzt sieht die Feuchtigkeit als ein Element des Disharmoniemusters, das nicht notwendigerweise als eine der Behandlung bedürftige Ursache abgesondert werden muß. Die Feuchtigkeit stellt lediglich einen Aspekt des Bildes dar; andere Menschen werden durch den Regen nicht krank.

Nichtsdestoweniger sprechen auch Ärzte der traditionellen chinesischen Medizin von drei Kategorien „krankheitsauslösender Faktoren", wenn die Frage nach dem „Warum" einer Disharmonie gestellt wird. Jedoch sehen sie diese Faktoren nicht als Ursache, sondern eben als Auslöser einer Krankheit. Sie unterscheiden zwischen äußeren, inneren und neutralen Agenzien (Tab. 5).

Tab. 5 Auslöser von Krankheiten.

Äußere Agenzien = 6 klimatische Faktoren
Wind, Kälte, Hitze (= Feuer),
Feuchtigkeit, Trockenheit und Sommerhitze

Innere Agenzien = 7 Emotionen
Freude, Ärger, Traurigkeit, Kummer,
Schwermut, Angst und Schrecken

Neutrale Agenzien
Diätfehler, körperliche Anstrengung,
übermäßige sexuelle Aktivität und
verschiedene Faktoren wie Verbrennungen,
Stiche, Bisse, Parasiten und Verletzungen

Wenn das Gleichgewicht des Körpers gestört ist, also wenn Yin und Yang aus dem Lot geraten sind, dann ist der Körper für die schädigende Wirkung dieser Einflüsse empfänglich, es kann ein klimatisches Phänomen eindringen und zu einem bösartigen Einfluß werden.

Ferner bestehen folgende Korrelationen zwischen den 7 Emotionen und den 5 Yin-Organen:

Freude – Herz
Ärger – Leber
Traurigkeit, Kummer – Lunge
Schwermut – Milz
Angst und Schrecken – Nieren

Eine Disharmonie in einem dieser Organe wird die entsprechende Emotion aus dem Gleichgewicht bringen – und umgekehrt. Den chinesischen Ärzten war immer bewußt, daß emotionale Faktoren eine große Rolle in Krankheit und

Gesundheit spielen. Psychisches und physisches Leben können nicht getrennt werden.

Weiter spielt eine rechte Lebensweise eine sehr bedeutende Rolle in der chinesischen Medizin. Das chinesische Ideal ist das Leben in Harmonie mit dem Universum, die Verfolgung des **Tao**, die innere und äußere Harmonie, also eine Ausgeglichenheit von Yin und Yang und damit einen gesunden Körper und eine gesunde Seele. Um das zu erreichen, ist eine gesunde Lebensweise nötig; dazu verhelfen richtige Ernährung, physische Aktivität, richtige sexuelle Aktivität, Atemtechniken, Heilgymnastik, Massage usw.

Deshalb ist das Ziel der chinesischen Medizin, den Körper in Harmonie zu halten, und deshalb ist es so wichtig, schon bei kleinen Abweichungen vom Gleichgewicht dieses wiederherzustellen. Das heißt, je früher eine Krankheit erkannt wird, desto eher kann sie geheilt werden. Denn schon im „Huang-ti nei-ching" steht geschrieben: „Eine Krankheit heilen, die schon manifest ist, ist, als ob man einen Brunnen gräbt, nachdem man Durst bekommen hat."

Zwei klinische Beispiele für den Einfluß äußerer und innerer Agenzien (Kaptchuk 1990):

1. Die westliche Diagnose lautet: Entzündung der oberen Atemwege. Der Patient fröstelt, hat eine verstopfte Nase, leichtes Fieber, Kopf- und Leibschmerzen. Der chinesische Arzt diagnostiziert das Disharmoniemuster „Äußerer Wind und Kälte, die in den Körper eindringen". Die Behandlung erfordert Ableitung des Windes durch Akupunktur von Punkten wie Gallenblase 20 und durch bestimmte Kräuter, wie zum Beispiel frischen Ingwer, der in die Lungen-Leitbahn eintritt und Schwitzen einleitet, was Wind und Kälte vertreibt.

2. Eine Frau ist dauernd verärgert und hat Alpträume; sie klagt über gelegentliche Schwindelanfälle, fühlt sich aber sonst gesund. Der westliche Arzt stellt außer einer geringen Blutdruckerhöhung nichts fest; er schlägt die Konsultation eines Psychiaters vor. Die Untersuchung durch den chinesischen Arzt enthüllt eine übermäßige Leberaktivität. Das Ziel der traditionellen Therapie besteht im Kühlen und Auseinandertreiben des übermäßigen Feuers in der Leber, was durch Akupunktur von Punkten wie Leber 2 und Gallenblase 44 sowie Heilkräuter wie Gentiana (Enziangewächs) und die Frucht einer Gardenienart erreicht wird.

Die Grundsubstanzen: Qi, Xue, Jing, Shen

Qi (Vitalenergie)

Qi ist ein fundamentaler Begriff aus der chinesischen Philosophie, der in unserer Sprache nur schwer definiert werden kann. Man kann sagen, daß alles im Universum aus Qi zusammengesetzt ist und durch sein Qi definiert ist. Aber Qi ist weder ein unveränderlicher Urstoff noch einfach die Lebensenergie. Vielleicht kann man es sich als Energie am Punkt der Materialisierung vorstellen, das hauptsächlich funktional, durch sein Wirken verstanden wird.

Es gibt drei Quellen des Qi: das „Ursprungs-Qi", das bei der Empfängnis von den Eltern auf das Kind übertragen und in den Nieren gespeichert wird; das „Nahrungs-Qi", das der verdauten Nahrung entzogen wird; und das natürliche „Luft-Qi", das die Lunge aus der eingeatmeten Luft gewinnt. Diese drei Formen vermischen sich und bilden das Qi.

Das Qi hat fünf Hauptfunktionen im Körper:

- Qi ist die Quelle aller Bewegung im Körper und begleitet jede Bewegung
- Qi schützt den Körper
- Qi ist die Quelle harmonischer Transformation im Körper
- Qi regelt die Bewahrung von Körpersubstanzen und Organen
- Qi wärmt den Körper

Qi ist eine Yang-Substanz, und ein Qi-Mangel ist ein Yin-Zustand, in dem der Patient Aktivitätsschwäche erkennen läßt. Kurz gefaßt ist Qi diejenige Kraft, die Materie bewegt und alle Funktionen des Organismus unterhält.

Xue (Blut)

Der chinesische Terminus „Blut" entspricht nicht genau dem westlichen, seine Merkmale und Funktionen sind nicht genauso definiert wie in der westlichen Medizin.

Seine Hauptaufgabe besteht in der fortwährenden Zirkulation im Körper, der Ernährung und Benetzung seiner verschiedenen Teile. Es besitzt Qi-Aspekte und hat mit der Aktivierung der Sinnesorgane zu tun; es gehört zu den Yin-Substanzen.

Jing (Vitalessenz)

Jing, am besten mit „Essenz" übersetzt, ist die Substanz, die allem organischen Leben zugrunde liegt. Es ist die Quelle organischer Veränderung und hat zwei Ursprünge: Das „vorgeburtliche Jing", das aus der Nahrung entnommen wird. Die Verschmelzung des elterlichen Jing stellt die Empfängnis dar.

Shen (Vitalität)

Stellt man sich Jing als die Quelle des Lebens vor und Qi als das Potential, zu aktivieren und zu bewegen, dann ist Shen die Vitalität im menschlichen Körper, die hinter Jing und Qi steht. Shen, auch mit „Geist" übersetzt, ist mit der Kraft der menschlichen Persönlichkeit verbunden, mit der Fähigkeit zu denken, zu unterscheiden, eine Auswahl zu treffen.

Die Orbisikonographie
Lehre von den Funktionskreisen[1]

Unter *tsang* bzw. *fu* versteht die chinesische Medizin stofflich nur unscharf umrissene Substrate, zugleich aber ineinandergreifende Systeme von sehr genau bestimmten Funktionen. Solche Systeme bezeichnet man am besten mit Funktionskreisen oder dem lateinischen Ausdruck „*orbes*" (= Kreise).

Wenn also ein Arzt der traditionellen chinesischen Medizin von Herz und Lunge spricht, meint er nicht das Organ im anatomisch genau definierten Sinne, sondern er spricht vom Funktionskreis Herz oder Lunge (*orbis cardialis* oder *orbis pulmonalis*). Die traditionelle Medizin kennt nämlich kein mit dem westlichen vergleichbares System der Anatomie. Mag sein, daß das mit dem Verbot der Sezierung im 7. Jahrhundert n. Chr. zu tun hat, mag aber auch sein, daß sich in der chinesischen Medizin nie die Notwendigkeit genauer anatomischer Kenntnisse ergab.

Die Organe sind bei den Chinesen zuallererst durch die mit ihnen assoziierten Funktionen definiert, im Westen dagegen durch ihre physische Struktur. Dieser Unterschied gibt

---

[1] Es wird hier auf die von Manfred Porkert (Die theoretischen Grundlagen der chinesischen Medizin, Stuttgart: Hirzel 1982) eingeführte Terminologie Bezug genommen.

der chinesischen Medizin die Möglichkeit, „Organe" zu iden-
tifizieren, die von der westlichen Medizin gar nicht wahrge-
nommen werden – zum Beispiel den „dreifachen Erwärmer"
(orbis tricalorii) –, oder aber erlaubt ihr, von Organen oder
Drüsen, die in der westlichen Medizin klar definiert sind –
zum Beispiel der Bauchspeicheldrüse oder den Nebennieren –
keine Notiz zu nehmen. Der dreifache Erwärmer ist wohl das
beste Beispiel dafür, daß die einzelnen Orbes nur ganz entfernt etwas mit den jeweiligen Organen der westlichen Medizin zu tun haben, nach denen sie benannt sind. Das besagt
natürlich nicht, daß die Existenz von Organen geleugnet
wird; nur spielen sie im Kontext der chinesischen Medizintheorie keine Rolle.

Ursprünglich ging die chinesische Medizin von insgesamt elf Funktionskreisen aus, und zwar von fünf

Tab. 6　Speicher- und Durchgangs-Orbes der chinesischen Medizin.

Tsang = Speicher-Orbes = Yin-Orbes
Funktionskreis Leber *(Orbis hepaticus)*
Funktionskreis Herz *(Orbis cardialis)*
Funktionskreis Milz *(Orbis lienalis)*
Funktionskreis Lunge *(Orbis pulmonalis)*
Funktionskreis Niere *(Orbis renalis)*

Fu = Durchgangs-Orbes = Yang-Orbes
Funktionskreis Galle *(Orbis felleus)*
Funktionskreis Dünndarm *(Orbis intestini tenius)*
Funktionskreis Magen *(Orbis stomachi)*
Funktionskreis Dickdarm *(Orbis intestini crassi)*
Funktionskreis Blase *(Orbis vesicalis)*
Funktionskreis Dreifacher Erwärmer *(Orbis tricalorii)*

Speicher-Orbes (*orbes horreales, Yin-Orbes, tsang*) und sechs
Durchgangs-Orbes (*orbes aulici, Yang- Orbes, fu*) (Tab. 6).
   Die Speicher-Orbes speichern Strukturpotential, ohne
etwas abfließen zu lassen, ihre Funktion besteht im Produzieren, Umwandeln, Regulieren und Speichern der Grundsubstanzen (*Qi, Xue, Jing* und *Shen*). Durch die Durchgangs-
Orbes werden flüssige und feste Nahrung aufgenommen
und umgewandelt und die aktiven und strukturellen Säfte
bewegt. Sie speichern aber nicht. Da die chinesischen Ärzte
eine Reihe weiterer Funktionen beobachten, die sich nicht in
die Systematik der ursprünglichen 11 Orbes einordnen
ließen, kamen als sechster Yin-Orbis der Funktionskreis
"Herzbeutel" (*O. pericardialis*) hinzu, der dem „dreifachen
Erwärmer" komplementär zugeordnet ist, sowie sechs
Nebenfunktionskreise (*Paraorbes*) (Tab. 7).

Tab. 7 Nebenfunktionskreise oder Paraorbes der chinesischen Medizin.

Funktionskreis Gehirn *(Paraorbis cerebri)*
Funktionskreis Rückenmark *(Paraorbis medullae)*
Funktionskreis Knochen *(Paraorbis ossae)*
Funktionskreis Sinarterien *(Paraorbis sinarteriae)*
Funktionskreis Gallenblase *(Paraorbis felleus)*
Funktionskreis Gebärmutter *(Paraorbis uteri)*

   In der Orbisikonographie wird jeder der 12 Funktionskreise durch etwa zwei Dutzend qualitativer Merkmale be-
schrieben. Er wird damit zugleich von den übrigen Orbes
eindeutig abgegrenzt. Nach diesen Kriterien kann ein Arzt
den Zustand der Funktionskreise seines Patienten genau
beurteilen und einen pathologischen Prozeß feststellen.

Ein Orbisbild umfaßt (vgl. Tab. 8):

1. **Eine qualitative Definition:**
   - Die Einordnung in Yin und Yang
   - Die Stellung im Zyklus der 5 Wandlungsphasen
   - Ein korrespondierender Geschmack, Geruch, Farbe, Tier, Pflanze
   - Die Zuordnung eines antagonistischen Funktionskreises (der Orbis erfährt nach der Bezwingungsreihenfolge der 5 Wandlungsphasen eine physiologische Gegensteuerung).

2. **Die Verschränkung mit dem Makrokosmos** (wichtig für die Erkenntnis des biorhythmischen Geschehens im Gesamtorganismus):
   - Die Abhängigkeit von Sonne- und Mondstand und Tageszeit
   - Die Korrespondenz mit Planeten und Jahreszeiten.

3. **Die Verschränkung mit dem Mikrokosmos,** also innerhalb der jeweiligen Persönlichkeit selbst:
   - Die Zuordnung eines Komplementär-Orbis (jeweils ein Yin- und ein Yang- Orbis bilden ein funktionelles Gespann)
   - Entsprechung zu den spezifischen Pulsbildern (für die Diagnose von Bedeutung)
   - Entsprechung zu den spezifischen Leitbahnen (für die Therapie von Bedeutung).

4. **Sinnliche Projektionen des Funktionskreises**
   - Zugeordnetes Sinnesorgan
   - Zugeordnete Körperöffnung
   - Psychische Reaktionen, Verhaltensweisen.

5. Jeder Funktionskreis ist durch eine Reihe von Funktionen charakterisiert:

- Typische Funktion
- Dominante Funktion
- Fundamentale Funktion
- Speicherfunktion.

Der chinesische Arzt schließt beispielsweise aus der Art und Weise, wie die Stimme eines Menschen von der gewohnten Harmonie abweicht, auf Belastungen und Entgleisungen ganz bestimmter Funktionskreise bzw. Energiekreisläufe. Eine weinerliche Stimme beispielsweise zeigt an, daß der Patient möglicherweise an einer Labilität des Funktionskreises Lunge leidet. Wenn der Arzt nun zusätzlich noch den Geruch nach rohem Fleisch oder Fisch beim Patienten wahrnimmt, kann er schon sehr gezielt seine Diagnose auf den Funktionskreis Lunge konzentrieren. Stimmen dann zusätzlich noch Pulsbild und andere Zeichen überein, so kann er seine Diagnose beenden, denn die Einzelbefunde werden immer im Gesamtzusammenhang aller Wirkbeziehungen eines Funktionskreises gesehen. Es stellt sich natürlich die Frage, wie man aus dem Sprach- oder Stimmverhalten oder aus dem Geruch auf den Zustand eines Organs schließen kann. Darauf gibt es nur eine Antwort: die Chinesen haben in etwa 4000jähriger Erfahrung all diese Regeln aufgestellt und in ein System eingeordnet, weil sie sie als empirisch gut bestätigt gefunden haben. Die Regel, daß eine weinerliche Stimme auf eine Disharmonie im Funktionskreis Lunge hinweist, gibt einen guten diagnostischen Hinweis für weitere gezielte Untersuchungen. Der Arzt der traditionellen chinesischen Medizin betrachtet jeweils alle Merkmale eines Funktionskreises in ihrem Zusammenspiel

Tab. 8 Qualitative Merkmale der Orbes. Aus: Manfred Porkert. Die chinesische Medizin. Düsseldorf: Econ 1986.

	Speicher-Orbes (orbes horreales)					
	Funktionskreis Leber (orbis hepaticus)	Funktionskreis Herz (orbis cardialis)	Funktionskreis Milz (orbis lienalis)	Funktionskreis Lunge (orbis pulmonalis)	Funktionskreis Niere (orbis renalis)	orbis pericardialis
I. Qualitative Bestimmung nach yin und yang und den fünf Wandlungsphasen	Alle Speicherorbes sind yin-orbes					
abgestufte Determination	yang im yin	yang im yang	yin im yin (äußerstes yin)	yin im yang	yin im yin	
Stellung im Zyklus der Fünf Wandlungsphasen	Holz (transvectus ligni)	Feuer (transvectus ignis)	Erde (transvectus humi)	Metall (transvectus metalli)	Wasser (transvectus aquae)	
charakteristische Grundqualität/ Wesensnatur	sanfte ansteigende Wärme	heiße feuchte Hitze	ausgleichend und neutralisierend	Kühle	eisige Kälte	
korrespondierender Geschmack (sapor)	das Saure	das Scharfe	das Süße	das Bittere	das Salzige	

physiologische Gegensteuerung (chu) durch den ...	orbis pulmonalis	orbis renalis	orbis hepaticus	orbis cardialis	orbis lienalis
verletzende/ schädigende Einflüsse	Alle dem Orbis verwandten Einflüsse sind in mäßiger Dosierung seiner Funktion förderlich, in starker Dosierung schädlich.	Überschüssige Energie wird nicht durch Scharfes, sondern durch Süßes abgeleitet. Ansonsten fördern verwandte Einflüsse in mäßiger Stärke und schädigen bei starker Dosierung. Warmes Essen meiden.	Überschüssige Energie wird nicht durch Süßes, sondern durch Scharfes abgeleitet. Mit Süßem wird die Energie des orbis lienalis ergänzt. Warnung vor zu warmem, üppigem Essen.	Es gilt uneingeschränkt die Grundregel, wonach Verwandtes in mäßiger Stärke die Funktionen stützt, im Übermaß aber schadet. Warnung vor kaltem Essen und Trinken.	Die Grundregel gilt uneingeschränkt, wonach Verwandtes in mäßiger Stärke die Funktionen stützt, im Übermaß aber schadet. Warnung vor siedend heißen Speisen.
stimmliche Manifestation	das Rufen	das Lachen	das Singen	das Weinen	das Stöhnen
charakteristische Farbe	grün	scharlachrot	gelb	weiß	schwarz
charakteristischer Geruch	nach Urin und saurem Schweiß	verbrannt	aromatisch und wohlriechend	nach rohem Fleisch oder Fisch	faulig

Tab. 8 Fortsetzung

	Speicher-Orbes (orbes horreales)					
	Funktionskreis Leber (orbis hepaticus)	Funktionskreis Herz (orbis cardialis)	Funktionskreis Milz (orbis lienalis)	Funktionskreis Lunge (orbis pulmonalis)	Funktionskreis Niere (orbis renalis)	orbis pericardialis
	Gibt Hinweise für tages- und jahreszeitliche Anfälligkeiten und für zeitliche Therapievorschriften. Die Verschränkungen folgen aus den Zuordnungen zu den Fünf Wandlungsphasen.					
II. Verschränkung mit dem Makrokosmos						
Abhängigkeit vom Stand von Sonne und Mond (tageszeitliche Einflüsse)	Wer im orbis hepaticus erkrankt, erfährt am Morgen eine Remission, am Nachmittag eine Verschlimmerung und um Mitternacht Beruhigung.	Wer im orbis cardialis erkrankt, erfährt eine Remission in der Tagesmitte und die Verschlimmerung um Mitternacht. Beruhigung tritt am Morgen ein.	Wer im orbis lienalis erkrankt, erfährt eine Remission bei Sonnenuntergang und die Verschlimmerung bei Sonnenaufgang. Beruhigung tritt am Nachmittag ein.	Wer im orbis pulmonalis erkrankt ist, erfährt eine Remission am Nachmittag und die Verschlimmerung am Mittag. Beruhigung tritt um Mitternacht ein.	Wer im orbis renalis erkrankt ist, erfährt um Mitternacht eine Remission, zu den Endphasenstunden (d. h. morgens von 7 bis 9 Uhr und nachmittags von 1 bis 3 Uhr) Verschlimmerungen; Beruhigung tritt am Nachmittag ein.	

	Februar/März	Oktober/November	April/Mai	August/September	November/Dezember
Beziehung zu einer bestimmten Jahreszeit	Herrscht die Krankheit im orbis hepaticus, so heilt sie im Sommer. Heilt sie im Sommer nicht, verschlimmert sie sich im Herbst. Stirbt der Patient dennoch nicht, so hält er sich im Winter und erhebt sich im Frühling.	Herrscht die Krankheit im orbis cardialis, so heilt sie im Nachsommer. Heilt sie im Nachsommer nicht, so verschlimmert sie sich im Winter. Stirbt der Patient dennoch nicht im Winter, so hält er sich im Frühling und steht im Sommer auf.	Herrscht die Krankheit im orbis lienalis, so heilt sie im Herbst. Heilt sie im Herbst nicht, so verschlimmert sie sich im Frühling. Stirbt der Patient im Frühling nicht, so hält er sich im Sommer und erhebt sich im Nachsommer.	Herrscht die Krankheit im orbis pulmonalis, so heilt sie im Winter. Heilt sie im Winter nicht, so verschlimmert sie sich im Sommer. Stirbt der Patient im Sommer nicht, so hält er sich im Nachsommer und erhebt sich im Herbst.	Herrscht die Krankheit im orbis renalis, so heilt sie im Frühling. Heilt sie im Frühling nicht, so verschlimmert sie sich im Nachsommer. Stirbt der Patient im Nachsommer nicht, so hält er sich im Herbst und erhebt sich im Winter.
jahreszeitlich-klimatisch gefährlichste Einflüsse (Exzesse)	Frühling Warnung vor „Winden"	Sommer feuchte Hitze	feuchter Boden/ feuchte Kleidung	kalte Kleidung	angewärmte Kleidung
korrespondierender Planet	Jupiter	Mars	Saturn	Venus	Merkus

Tab. 8 Fortsetzung

	Speicher-Orbes (orbes horreales)					
	Funktionskreis Leber (orbis hepaticus)	Funktionskreis Herz (orbis cardialis)	Funktionskreis Milz (orbis lienalis)	Funktionskreis Lunge (orbis pulmonalis)	Funktionskreis Niere (orbis renalis)	orbis pericardialis
III. Verschränkung mit dem Mikrokosmos						
Komplementär-Orbis	Jeder orbis horrealis ist ein Innen-Orbis (intima). Mit je einem orbis aulicus als Außen-Orbis (species) bildet er ein komplementäres Gespann, dessen physiologische Funktionen und pathologische Störungen eng zusammenhängen.					
	Funktionskreis Galle (orbis felleus)	Funktionskreis Dünndarm (orbis intestini tenuis)	Funktionskreis Magen (orbis stomachi)	Funktionskreis Dickdarm (orbis intestini crassi)	Funktionskreis Blase (orbis vesicalis)	orbis tricalorii
Sinarterien	cardinalis yin flectentis pedis	cardinalis yin minoris manus	cardinalis yin maioris pedis	cardinalis yin maioris manus	cardinalis yin minoris pedis	cardinalis yin flectentis manus
funktionelle Darstellung	Sehnen und Muskeln (nervus)	Leitbahnen	Fleisch	Haut und Körperhaar	Knochen und Mark	
antagonistischer Funktionskreis (entsprechend der Bezwingungsfolge)	orbis pulmonalis	orbis renalis	orbis hepaticus	orbis cardialis	orbis lienalis	

Spezifischer Radialpuls	pulsus clusalis mersus der linken Hand	pulsus pollicaris mersus der linken Hand	pulsus clusalis mersus der rechten Hand	pulsus pollicaris mersus der rechten Hand	pulsus pedalis mersus d. linken Hand	pulsus pedalis superficialis der rechten Hand
IV. Sinnliche und substrative Projektion des Orbis						
äußere Entfaltung; Körperteil mit sichtbarer Darstellung des Orbis	Finger- und Fußnägel	Gesicht	Lippen	Körperhaar	Kopfhaar	
spezifisches Sinnesorgan	Augen	Zunge	Lippen/Zunge	Nase	Ohren	
spezifische Körperöffnungen	Augen	Ohren	Mund	Nase	Öffnungen für Urin und Kot	
psychische Reaktion (emotio)	Zorn	Lust	Nachdenken	Kummer	Furcht	

Wie exakt die Regeln der chinesischen Medizin sind, zeigt die Anwendung der Hervorbringungsreihenfolge auf die psychischen Reaktionen:

Zorn (Wandlungsphase Holz) bringt Lust (Wandlungsphase Feuer) hervor; Lust bringt Nachdenken (Wandlungsphase Erde) hervor; Nachdenken bringt Kummer (Wandlungsphase Metall) hervor; Kummer bringt Furcht (Wandlungsphase Wasser) hervor; und schließlich: Furcht bringt Zorn hervor.

Oder die Bezwingungsreihenfolge: Zorn bezwingt Nachdenken; Nachdenken bezwingt Furcht; Furcht bezwingt Lust; Lust bezwingt Kummer; Kummer bezwingt Zorn.

Tab. 8 Fortsetzung

	Speicher-Orbes (orbes horreales)					
	Funktionskreis Leber (orbis hepaticus)	Funktionskreis Herz (orbis cardialis)	Funktionskreis Milz (orbis lienalis)	Funktionskreis Lunge (orbis pulmonalis)	Funktionskreis Niere (orbis renalis)	orbis pericardialis
spezifische Verhaltensweise	Kneten und Ziehen	Lodern und Flammen	Benetzen	hartes, herbes Zerstören	Zittern und Beben	
zeitweise ausgeschiedene Flüssigkeit	Tränen	Schweiß	saliva lienalis	Nasensekret	Speichel	
V. Charakteristische Funktionen des Orbis	„Heerführer" aktive Projektion der Gesamtpersönlichkeit	„Fürst" Speicher der konstellierenden Kraft	Vorratsreservoir, Zwischenspeicher	„Minister" Atemfunktion	Potenzierung von Kraft, Orbis, auf dem die technischen Fertigkeiten beruhen	„Abhängiger Gesandter" Ausgangspunkt von Lust und Freude*)
dominante Funktion	Ausgleichsreservoir	Sinarterien und Pulse	Imagination	Hautfunktionen		
Speicherfunktion	Speicher des xue		Speicher der Bauenergie			

*) Dem entspricht z. B. die westliche (nichtmedizinische) Auffassung: „ein gutes Herz haben"!

Komplementär-Orbes

komplementäres Gespann	Wandlungsphase	Geschmack	Geruch	Stimmliche Manifestation	Farbe	Tages- und Jahreszeit	funktionelle Darstellung	äußere Entfaltung
O. hepaticus/gan O. felleus/dan	Holz	Saures	Urin und saurer Schweiß	Rufen	grün, blau-grün	vor Sonnenaufgang/Frühling	Muskeln und Sehnen	Nägel
O. cardialis/xin O. intestini tenuis/xiao-chang	Feuer	Bitteres	verbrannt riechend	Lachen	scharlachrot	Vormittag/Sommer	die das xue leitenden Leitbahnen	Gesicht
O. lienalis/pi O. stomachi/wei	Erde	Süßes	wohlriechend	Singen	gelb	Nachmittag/Nachsommer	„Fleisch", die die Körperform bedingenden Elemente	Lippen
O. pulmonalis/fei O. intestini crassi/dachang	Metall	Scharfes	rohes Fleisch, roher Fisch	Weinen	weiß	Spätnachmittag/Herbst	Haut (Körperhaar)	Haupthaar
O. renalis/shen O. vesicalis/pangcuang	Wasser	Salziges	faulig	Stöhnen	schwarz	vor Mitternacht/Winter	Knochen/Knochenmark	Körperhaar
O. pericardialis/xinbao O. tricalorii/sanjiao	xinbaoluo sanjiao							

Durchgangs-Orbes (orbes aulici)

Der Ikonographie der orbes aulici liegt das gleiche Schema zugrunde wie den orbes horreales. Die chinesischen Quellen und Kommentare sind hinsichtlich der Funktionen der orbes aulici weniger ergiebig als bei den orbes horreales. Das Ungleichgewicht der Definitionen und Erläuterungen zwischen yin- und yang-Orbes ist jedoch geringer, als zunächst scheint; die Mehrzahl der zu einem bestimmten orbis horrealis gegebenen Daten gelten – mittelbar, aber doch eindeutig – auch für den orbis aulicus.

	Funktionskreis Galle (orbis felleus)	Funktionskreis Dünndarm (orbis intestini tenuis)	Funktionskreis Magen (orbis stomachi)	Funktionskreis Dickdarm (orbis intestini crassi)	Funktionskreis Blase (orbis vesicalis)	Dreifacher Erwärmer (orbis tricalorii)
Qualitative Bestimmung (yin und yang)			Alle Durchgangsorbes sind yang-Orbes			
Stellung im Zyklus der Fünf Wandlungsphasen	Holz (transvectus ligni)	Feuer (transvectus ignis)	Erde (transvectus humi)	Metall (transvectus metalli)	Wasser (transvectus aquae)	
komplementärer orbis horrealis, mit dem der orbis aulicus ein funktionelles Gespann bildet	Funktionskreis Leber (orbis hepaticus)	Funktionskreis Herz (orbis cardialis)	Funktionskreis Milz (orbis lienalis)	Funktionskreis Lunge (orbis pulmonalis)	Funktionskreis Niere (orbis renalis)	orbis pericardialis
			Alle orbes aulici sind Außen-Orbes; der komplementäre orbis horrealis ist der jeweilige Innen-Orbis.			
zugeordnete Sinarterie	cardinalis yang minoris pedis	cardinalis yang maioris manus	cardinalis splendoris yang pedis	cardinalis splendoris yang manus	cardinalis yang maioris pedis	cardinalis yang minoris manus
spezifischer Radialpuls	pulsus clusalis superficialis der linken Hand	pulsus pollicaris superficialis der linken Hand	pulsus clusalis superficialis der rechten Hand	pulsus pollicaris superficialis der rechten Hand	pulsus pedalis superficialis der linken Hand	pulsus pedalis superficialis (sive mersus) re. Hand

Charakteristische Funktion der Orbes	Der orbis felleus hat im Gesamt-organismus die Rolle des Orientierungsorgans, von dem die Entschlußfähigkeit ausgeht. Er steuert die Impulse aller übrigen Orbes.	Der orbis intestini tenuis hat im Gesamtorganismus die Aufgabe, Nahrung aufzunehmen und zu verwandeln. In ihm werden die feinen und groben, die klaren und trüben, die festen und flüssigen Bestandteile der Nahrung getrennt und weiterverteilt.	Dem orbis stomachi kommt im Gesamtorganismus die Rolle des Zwischenspeichers zu, von dem aus Nährstoffe der Fünf Geschmacksrichtungen verteilt werden. Er ist das Ausgleichsreservoir der allen Orbes aus der Nahrung zufließenden Energie.	Der orbis intestini crassi hat im Gesamtorganismus die Rolle des Fortleitungsorgans inne, welches für die Verwandlung der Nahrung und die Zwischenspeicherung zuständig ist.	Im Gesamtorganismus spielt der orbis vesicalis die Rolle einer „Bezirkshauptstadt", in der die aktiven und struktiven Säfte zusammenströmen und gespeichert werden. Erst bei einer Verwandlung treten solche aus.	Der orbis tricalorii hat im Organismus die Rolle der verbindenden Wasserstraße: er die Grundlage und eine der regulierenden Instanzen des Säfteumlaufs; er ist Ursprung der Bauenergie, die sich in den Leitbahnen bewegt und die Entfaltung aller Orbes ermöglicht, und der Wehrenergie, die außerhalb der Leitbahnen die Körperoberfläche durchsetzt und von außen kommende Heteropathien abwehrt.

und erhält trotz relativer Einfachheit der zugrundeliegenden Regeln äußerst differenzierte Befunde, die so exakt sein können, daß praktisch nie zwei Patienten das gleiche Bild zeigen; jede Diagnose ist hochindividuell und ganz auf die Persönlichkeit des Patienten abgestimmt. Man kann also abschließend die Orbisikonographie als einen Katalog funktionaler Entsprechungen bezeichnen, als ein empirisch gut bestätigtes System von gegenseitig bedingt auftretenden Wirkungen.

Die Sinarteriologie und Foraminologie

Lehre von Leitbahnen[1] und den Reizpunkten[2]

Die Leitbahnen *(sinarteriae)* stellen die Kanäle oder Wege dar, auf denen Qi und die verschiedenen Formen der physiologischen Energie zirkulieren. Sie sind nicht mit den Blutgefäßen identisch, vielmehr bilden sie ein unsichtbares Netzwerk, das alle Grundsubstanzen und Organe oder Funktionskreise miteinander verknüpft (vgl. Abb. 7). In der chinesischen Theorie gelten diese Bahnen als unsichtbar. Da das Leitbahnensystem alle Teile des Körpers vereint, stellt es die unentbehrliche Voraussetzung für die Erhaltung harmonischen Gleichgewichts dar, d. h. wenn Störungen innerhalb einer Leitbahn auftreten, dann kommt es zu einer Disharmonie entlang dieser Leitbahn. Es kann zum Beispiel zu

---

[1] Es wird hier die Terminologie von Manfred Porkert übernommen: *sinarteriae* ist ein von ihm eingeführtes lateinisches Kunstwort für Leitbahnen, chinesisch *mo*. Der lateinische Ausdruck *arteria* bedeutet zugleich „Puls" und „Pulsader". Er kommt damit der chinesischen Bezeichnung recht nahe. Um eine Verwechslung mit den gleichnamigen Blutgefäßen der westlichen Medizin zu vermeiden, setzt Porkert das Präfix *„sin"* voran.

[2] Foramen = Reizpunkt, chinesischer Begriff ist *xue*, dies bedeutet „Loch", „Öffnung", „Höhlung". Eine exakte lateinische Übersetzung dieses Begriffs ist *„foramen"*, was „Öffnung" bedeutet, zugleich aber auch „Vertiefung".

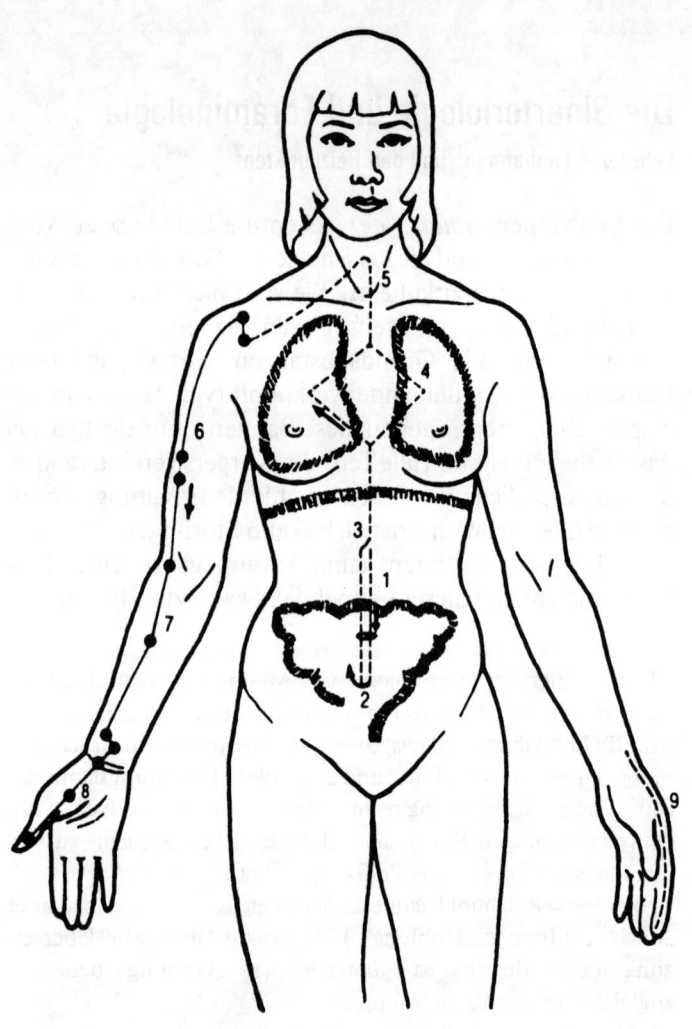

einer Stauung des Qi kommen, was einen pathologischen Prozeß zur Folge hat. Dies wiederum kann durch Behandlung über die Reizpunkte (*foramina*), die an den Leitbahnen liegen, reguliert werden.

Die Leitbahnen verbinden das Innere des Körpers mit dem Äußeren, was der Akupunkturtheorie als Grundlage dient. Eine Behandlung an der Oberfläche des Körpers gelegener Punkte wirkt sich auf das Innere des Körpers aus. Auf diese Weise kann die Aktivität der Substanzen, die sich in den Leitbahnen bewegen, beeinflußt werden. Jeder chinesische Arzt muß das Leitbahnensystem vollständig beherrschen. Man unterscheidet:

12 Hauptleitbahnen (*Sinarteriae cardinales*)
12 Leitbahnzweige (*Sinarteriae paracardinales*)
 8 unpaarige Leitbahnen (*Sinarteriae cardinales impares*)
15 Netzbahnen (*Sinarteriae reticulares*)

Des weiteren gibt es noch Netzbahnzweige und Muskelbahnen (*Nervocardinales*)

Zu jedem der 12 Funktionskreise gehört eine Hauptleitbahn, diese bilden auch die Verbindung zwischen den schon

◀ **Abb. 7**: Die Lungen-Leitbahn (shou-tai-yin fei-jing). Die Lungen-Leitbahn entspringt im mittleren Teil der Bauchhöhle (1) und läuft im Inneren nach unten, wo sie auf den Dickdarm (2) trifft. Hier kehrt sie um, führt nach oben durch das Zwerchfell (3) und tritt in die Lunge, das ihr zugehörende Organ, ein (4). Dann läuft sie hinauf zur Kehle (5); von dort tritt sie, unter dem Schlüsselbein hindurch, an die Oberfläche des Körpers. Sie läuft entlang an der inneren Seite des Unterarmes (7), geht über die große Pulsader am Handgelenk hinweg und endet auf der äußeren Seite der Daumenspitze (8). Ein anderer Ast der Lungen-Leitbahn zweigt direkt über dem Handgelenk ab und läuft gerade zur äußeren Seite des Zeigefingers (9), wo er auf die Dickdarm-Leitbahn trifft.
Aus: Ted Kaptchuk. Das große Buch der chinesischen Medizin. Bern, München, Wien: Barth 1990.

erwähnten komplementären Orbes (jeder Yin-Orbis besitzt einen komplementären Yang-Orbis; des weiteren beginnt jede Hauptleitbahn in einem Reizpunkt und endet in einem anderen Reizpunkt). Über den Verlauf der Bahnen läßt sich sagen, daß die Hauptleitbahnen der Yin-Orbes an der Innenseite der oberen und unteren Extremitäten, hingegen die der Yang-Orbes an der Außenseite lokalisiert sind.

Die Leitbahnzweige stellen Abzweigungen von den Hauptleitbahnen an den Gelenken der Extremitäten dar.

Die unpaarigen Leitbahnen haben keine eigenen Reizpunkte (*foramina*) und sind auch an keinen bestimmten *Orbis* angeschlossen. Sie spielen die Rolle eines Ausgleichsreservoirs und nehmen überschüssige Energie auf beziehungsweise geben Energie ab.

Die Netzbahnen sind feine Verzweigungen, ausgehend von den Foramina der Hauptleitbahnen, und die Netzbahnzweige sind ebenfalls kleine Verzweigungen, die die Haut, Knochen und das Muskelfleisch mit Energie versorgen.

Die Muskelbahnen stehen mit den Hauptleitbahnen in Verbindung, aber verlaufen an der Körperoberfläche und berühren keinen Orbis. Ihre Funktion ist die Koordination der Leistung von Muskeln und Gelenken.

Bis vor kurzem nahm man an, daß die Leitbahnen hypothetische Konstrukte sind, die die früher entdeckten Reizpunkte miteinander verbinden. Diese Reizpunkte, so glaubte man, waren seit dem späten Steinzeitalter empirisch geprüft worden. Neue archäologische Funde von medizini-

Abb. 8: Künstlerische Darstellung der 18 Foramina auf den sinarteria yin flectentis, die zum Orbis pericardialis gehört. Vermutlich 18. Jahrhundert. Aquarell im Besitz der Wellcome Foundation, London.
Aus: Manfred Porkert. Die chinesische Medizin. Düsseldorf: Econ 1986. ▶

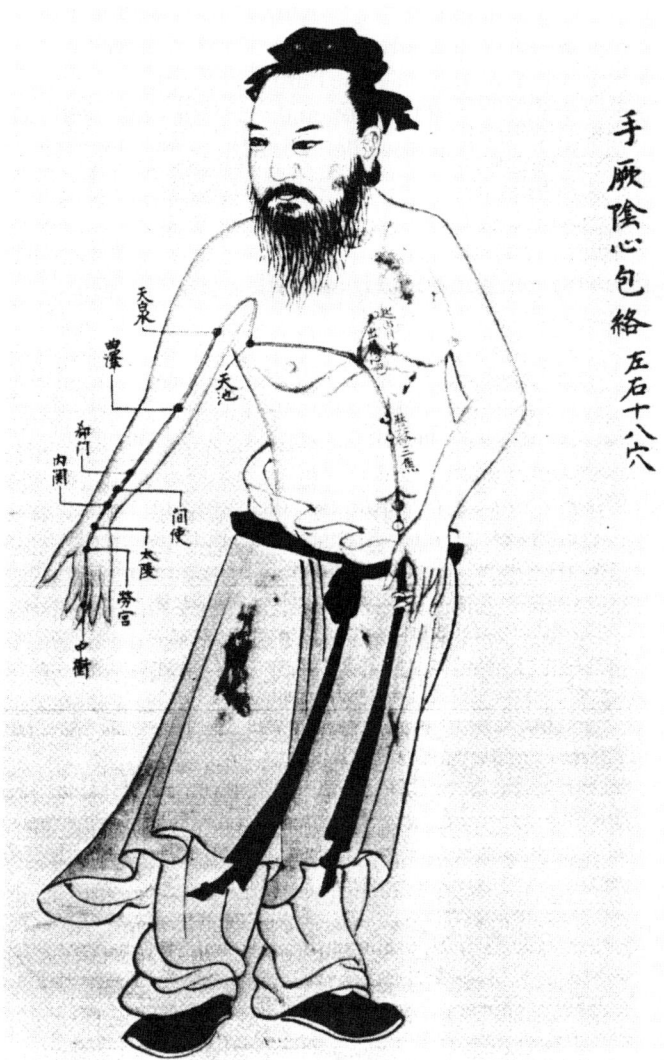

schen Manuskripten in der Provinz Hunan werfen jedoch ein neues Licht auf die chinesische Medizingeschichte. Darin werden überhaupt keine Punkte erwähnt, nur die Leitbahnen, welche als Einflußzonen dargestellt sind, die durch Moxibustion stimuliert werden können. Diese Dokumente lassen vermuten, daß die Leitbahnen vor den Punkten bekannt waren (Kaptchuk 1990).

Man unterscheidet nun grundsätzlich zwischen drei Arten von Reizpunkten (*Foramina*).

- Die *Foramina ad hoc*: sie treten an Punkten auf, die dem Arzt nicht bekannt sind. Er muß sie deshalb von Fall zu Fall ertasten und kann sie dann durch Massage, durch Einstechen von Nadeln oder durch Moxibustion[3] behandeln.

- Die *Foramina extracardinalia*: das sind jene Reizpunkte, die praktisch bei allen Menschen an den gleichen Stellen angetroffen werden. Sie liegen aber außerhalb des Systems der Leitbahnen und sind weniger für die Theorie der chinesischen Medizin als vielmehr für die Therapie von Bedeutung.

- Die *Foramina cardinalia*: diese Punkte liegen auf topographisch genau bestimmten Stellen der Körperoberfläche und sind miteinander durch die Leitbahnen verknüpft.

Nach der chinesischen Medizintheorie sind diese Reizpunkte Durchtrittsöffnungen für die im Körper zirkulierende Energie. Durch sie kann man Einfluß nehmen auf die

---

[3] Moxibustion = Abbrennen von Kegeln getrockneter Artemisiaarten (Beifuß) auf den Reizpunkten.

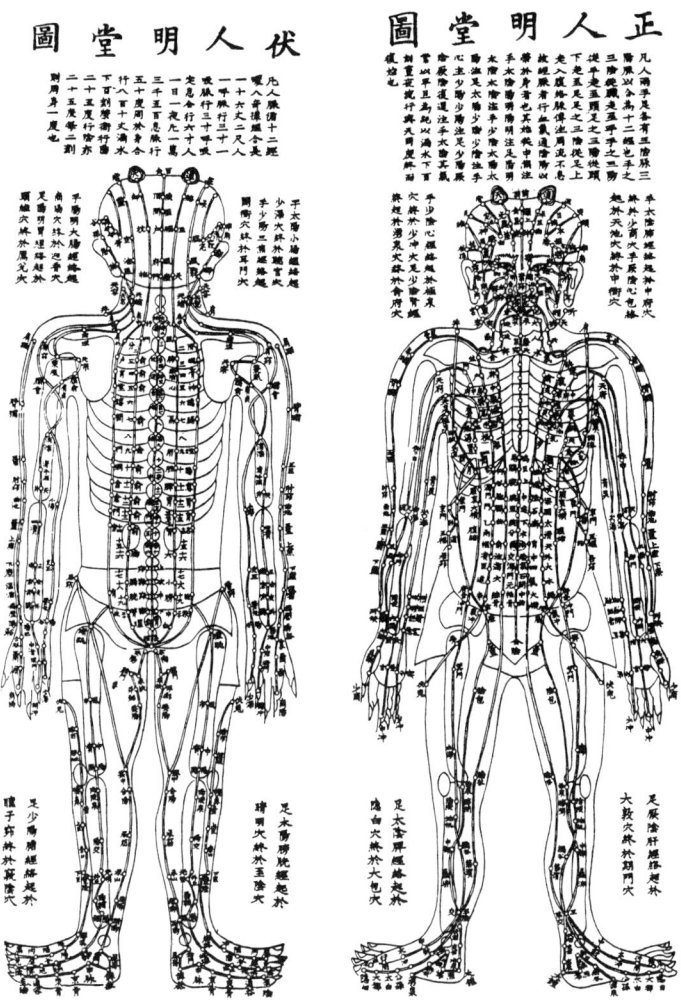

Abb. 9: Darstellung der Leitbahnen in dem 1874 erschienenen „zhenjiu jicheng"
(Kompendium der Aku-Moxi-Therapie). Aus: Manfred Porkert. Die chinesische Medizin,
Düsseldorf: Econ 1986.

Leitbahnen, die Funktionskreise und den Energiefluß im Körper, indem man sie durch Nadelung (= Akupunktur), Moxibustion (= eine Brenntechnik) oder einfach nur durch Massage (= Akupressur) behandelt.

Auf jeder der 12 Hauptleitbahnen sind jeweils fünf Punkte besonders ausgezeichnet, die als die fünf Induktorien bezeichnet werden. Der Unterschied zu den anderen Reizpunkten besteht in ihren Entsprechungen zu den fünf Wandlungsphasen. Jede Hauptleitbahn hat demnach je einen speziellen Reizpunkt, der durch die Wandlungsphase Holz, Feuer, Metall oder Wasser qualifiziert ist. Damit wird es dem Therapeuten möglich, die Regeln der fünf Wandlungsphasen auch auf die Reizpunkte anzuwenden.

Die klassische Theorie beschreibt 365 Akupunkturpunkte (Kaptchuk 1990). Schließt man verschiedene zusätzliche bekannte Punkte ein sowie die neuen Punkte der Ohrakupunktur und anderer moderner Methoden, kommt man auf eine Gesamtsumme von mindestens 2000 Punkten. Das Repertoire eines durchschnittlichen Arztes beträgt in der Praxis jedoch nur etwa 150 Punkte. Auf die Akupunktur wird im späteren Kapitel „Die Therapie" noch näher eingegangen.

Diagnose in der chinesischen Medizin

Die acht Leitkriterien der chinesischen Diagnostik sind vier Paare polarer Wertnormen, die dem Arzt eine erste allgemeine Qualifikation der Krankheitszeichen erlauben. Es ist dies die Einteilung in:

- Yin- oder Yang-Erkrankung,
- Außenseite- oder Innenseite-Erkrankung,
- Hitze- oder Kälte-Erkrankung und
- Repletio- oder Inanitas-Erkrankung, das heißt, ob die Krankheit auf gesteigerte oder verminderte Funktion zurückzuführen ist.

Eine Yin-Erkrankung (bzw. mangelndes Yang) zeichnet sich beispielsweise durch generelle Schwäche, Lethargie, blasses Gesicht, flache Atmung, Wortkargheit oder kraftlosen Puls aus; eine Yang-Erkrankung (bzw. mangelndes Yin) hingegen durch aufgeregtes Verhalten, rotes Gesicht, tiefe Atmung, Gesprächigkeit oder schnellen, kräftigen Puls (Tab. 9).

Näheren Aufschluß über die Schwere einer Erkrankung erhält der Arzt mit der Erkenntnis, ob die Krankheit ihren Sitz noch an der Oberfläche hat oder ob sie bereits ins Innere vorgedrungen ist. Außenseite-Erkrankungen erkennt man unter anderem an Fieber mit Frostschaudern, Kopf- und Gliedschmerzen oder einem dünnen weißlichen Zungenbelag. Innenseite-Erkrankungen sind durch hohes Fieber, Schmerzen in der Brust, Stuhlverstopfung oder Durchfall gekennzeichnet.

Tab. 9 Zeichen für Yin- und Yang-Muster. Aus: Ted Kaptchuk. Das große Buch der chinesischen Medizin. Bern, München: Barth 1990.

Untersuchung	Yin-Zeichen	Yang-Zeichen
Beobachten	Ruhig; zurückhaltend; langsames, bedächtiges Verhalten; der Patient ist müde und schwach, liegt mit angezogenen Beinen im Bett; kein Lebensgeist (Shen); wäßrige und dünne Absonderungen und Ausscheidungen; blasser, geschwollener, feuchter Zungenkörper, dünner, weißer Belag	Aufgeregtes, unruhiges, aktives Verhalten; schnelle, kraftvolle Bewegungen; rotes Gesicht; der Patient liegt ausgestreckt im Bett; roter oder scharlachroter und trockener Zungenkörper, gelber, dicker Belag
Hören und Riechen	Leise, kraftlose Stimme; Wortkargheit; flache und schwache Atmung, Kurzatmigkeit; ätzender Geruch	Kräftige, rauhe, barsche Stimme; Gesprächigkeit; volle, tiefe Atmung; fauliger Geruch
Befragung	Der Patient friert: Appetitlosigkeit; kein Geschmack im Mund; Verlangen nach Wärme und Berührung; reichlicher und klarer Urin. Minderung der Beschwerden durch Druck; wenig blasses Menstruationsblut.	Dem Patienten ist warm: Abneigung gegen Hitze und Berührung; Verstopfung; spärlicher und dunkler Urin; trockener Mund; Durst
Betasten	Zarter, kraftloser, feiner, leerer oder anderweitig schwacher Puls	Voller, schneller, schlüpfriger, drahtiger, überflutender oder anderweitig kräftiger Puls

Weiteren Aufschluß gibt die Diagnose über Hitze- oder Kälte-Erkrankung. Man muß damit jedoch weit abstraktere Begriffe verbinden als nur „heiß" und „kalt". Ein Patient mit Kälte-Symptomen zeichnet sich unter anderem durch klare, feuchte Augen, Wortkargheit, blasses Gesicht und blasse, feuchte Zunge, kalte Hände und Füße oder Durchfall aus. Hitze-Symptome äußern sich in lauter Stimme, gerötetem Gesicht, trockenem Zungenbelag oder Verstopfung.

Inanitas-Erkrankung bedeutet eine Erschöpfung der physiologischen Reserven, ein Mangel an Qi; dies zeigt sich z. B. in Kurzatmigkeit, kraftloser Stimme, Appetitlosigkeit und Kraftlosigkeit.

Unter Repletio-Erkrankung hingegen versteht man Überfluß an Energie und an Qi, was sich in verspannter, harter Brust, Atembeschwerden, irrem Reden, rotem oder weißem Stuhl oder Brechreiz bemerkbar machen kann.

So kommt es also zu den äußerst seltsam erscheinenden Diagnosen, wie z. B. „Feuchte Hitze, die die Milz befällt" oder „Mangelndes Yin, das den Magen beeinträchtigt" oder „Erschöpftes Feuer des Mittleren Erwärmers". Weiters stützt sich die Diagnostik der chinesischen Medizin auf vier Verfahren, nämlich

- die Untersuchung des Patienten durch Augenschein (*inspectio*),
- die Anamnese durch Befragung (*interrogatio*),
- die Beurteilung der Stimme und des Geruches des Patienten (*olfactio et auscultatio*)
- sowie die Untersuchung durch Abtasten (*palpatio*).

Bei der Diagnose durch Augenschein werden alle pathologischen Veränderungen ermittelt und bewertet, die der Arzt mit den Augen erkennen kann. Die wohl wichtigste

Untersuchung hier ist die Zungendiagnose (Tab. 10). Es werden aber auch weitere Merkmale am Kopf (Mund, Rachen, Ohren, Nase, Augen, Zähne), an den Händen, den Gliedmaßen sowie an der Haut registriert. Ferner spielt die Beurteilung der Gesamterscheinung, der Bewegungen und die visuelle Untersuchung der Ausscheidungen eine Rolle.

Die Diagnose durch Gehör und Geruch dient der diagnostischen Bewertung von Stimme und Sprache. Der Arzt beurteilt den Klang von Husten und Atmung, die Geräusche von Schluckauf und Rülpsen, Würgen und Erbrechen. Die Geruchsdiagnose erstreckt sich auf den Geruch von Schweiß, Mundgeruch und Geruch der Ausscheidungen. Ergänzt wird die Wahrnehmung des Arztes durch eine umfangreiche diagnostische Befragung des Patienten. Dadurch werden Beschwerden wie Mangel an Appetit, Störungen von Verdauung oder Schlaf, nachlassendes Gehör, Gewohnheiten des Patienten und seiner Umwelt usw. festgestellt. Auch die Qualität seiner Schmerzen läßt der Arzt den Patienten genau beschreiben (Tab. 11).

Zwar steht die Diagnose durch Tastung *(palpatio)*, also die Pulsdiagnose und die Tastung der Reizpunkte, in die Nadeln gestochen werden sollen, am Ende einer Untersuchung, doch ist sie ohne Zweifel das wichtigste diagnostische Verfahren der chinesischen Medizin überhaupt. Dem Puls kommt eine Schlüsselrolle zu, denn er ist im Gegensatz zur diagnostischen Befragung vom Patienten nicht manipulierbar. Pulsbefunde sind absolut objektiv und präzise und stellen eine ähnliche Bedeutung für die chinesische Medizin dar wie Labor- oder Röntgenbefunde für die westliche Medizin. Bei der Pulsdiagnose legt der Arzt drei Finger seiner Hand entlang der Speichenschlagader *(arteria radialis)* am Handgelenk des Patienten auf drei bestimmte Stellen *(situs pollex,*

Tab. 10 Zungendiagnose durch Untersuchung von Zunge und Zungenbelag. Aus: Daniel P. Reid. Chines. Naturheilkunde. Wien: Orac 1988.

Zungenfarbe und/oder Beschaffenheit	Zungenbelag	Diagnose
blaßweiß und schlaff	weiß, dünn	qi- und Blutleere
blaßweiß; geschwollen und empfindlich mit Zahnabdrücken	weiß, dünn	yang-Leere
blaßweiß; geschwollen und empfindlich	grauschwarz, glitschig und feucht	yang-Schwäche; Kälte in inneren Organen
blaßrot; empfindlich und zerklüftet	kein Belag	qi-Leere; yin-Schwäche
blaßrot	weiß, dünn, glitschig	äußere Windkälte
blaßrot	weiß, dick, ölig	Verdauungsstörungen; innere Entzündung
ansatzweise blaßrot	weiß mit Spuren von Gelb	äußeres „böses qi" verlagert sich nach innen
bereits blaßrot	gelb und in der Mitte dick; weiß, dünn und an den Rändern glitschig	äußeres „böses qi" nach innen verlagert; Hitze in Magen und Darm
leuchtendrot	weiß, sehr dünn	yin-Leere, Hitzeüberschuß
rot mit tiefen und zerklüfteten Runzeln	kein Belag	yin-Schwäche; Flüssigkeitsmangel
rot	gelb, dünn	aufst. Hitzeüberschuß
rot	gelb, ölig	Hitzeüberschuß, feucht
rot	gelb, dick und trocken	Hitzeüberschuß tief innen
rot	schwarz, trocken	Hitzeüberschuß und yin-Verletzung
scharlachrot	dunkelgelb	Hitzeüberschuß zum Nähr-qi vorgedrungen
dunkelpurpur	dunkelgelb, dünn, trocken	Hitzeüberschuß zum Blut vorgedrungen
hellpurpur und blutrot	weiß, glitschig	innere Kälte; qi-Blockade

Tab. 11 Schmerzqualitäten und ihre Bedeutung. Aus: Ted Kaptchuk. Das große Buch der chinesischen Medizin. Bern, München, Wien: Barth 1990.

Schmerzqualität	Bedeutung
Wärme lindert	Kälte
Kälte lindert	Hitze
Berührung oder Druck lindert	Mangel
Berührung oder Druck verschlimmert	Übermaß
Nachlassen nach dem Essen	Mangel
Stärkerwerden nach dem Essen	Übermaß
Nimmt zu bei feuchtem Wetter	Feuchtigkeit
Begleitet von geblähten oder Völlegefühlen	Stagnierendes Qi
Stechend oder schneidend, normalerweise örtlich fixiert	Gestautes Blut
Schweregefühl	Feuchtigkeit
Wechselnde Lokalisation	Wind oder stagnierendes Qi
Leicht und von Müdigkeit begleitet	Qi-Mangel oder Feuchtigkeit

situs clusa, situs pes) (Abb. 10). Bei leichtem Druck auf diese Punkte werden drei verschiedene Pulsarten fühlbar, bei starkem Druck drei weitere, so daß an jedem Handgelenk insgesamt sechs verschiedene Pulsarten gemessen werden können. Jeder der zwölf Pulsarten zeigt den Zustand der Zwölf Funktionskreise (Tab. 12).

Jeder Puls ist durch seine Länge, seine Breite und seine Tiefe charakterisiert. Zu diesen drei wichtigsten Pulsqualitäten können noch weitere Merkmale kommen: Weichheit, Härte, Rauheit, Verdrillung, Frequenz im Verhältnis zur Atemfrequenz und anderes mehr. So ergeben sich 31 verschiedene klassische Pulstypen (Tab. 13).

Zur Erläuterung ein Beispiel: Der langsame Puls liegt dann vor, wenn beim Erwachsenen weniger als vier Pulsschläge pro Atemzug gezählt werden. Ein solcher Puls ist immer ein Zeichen für Kälte.

Aufgrund all dieser Informationen, die der Arzt durch seine genaue Untersuchung erhält, begründet sich ein äußerst individuelles Disharmoniemuster. Daraus ergibt sich eine sehr individuelle Diagnose, denn kein Patient gleicht dem anderen. Man hat 65 Personen, die nach westlicher Diagnose alle an Magengeschwüren, also alle an ein- und

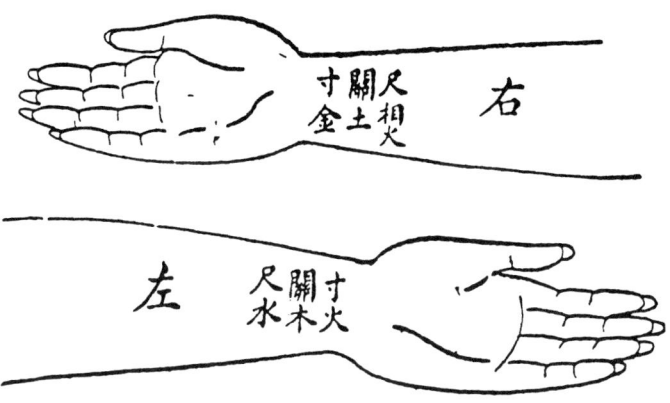

Abb. 10: Schematische Darstellung der Situs der 3 Handgelenkpulse.
Aus: Ted Kaptchuk. Das große Buch der chinesischen Medizin. Bern, München, Wien: Barth 1990.

Tab. 12 Einteilung der Pulsarten und ihre Entsprechungen zu den Funktionskreisen. Aus: Manfred Porkert. Die chinesische Medizin. Düsseldorf: Econ 1986.

Linke Hand		situs	Rechte Hand	
indirekt	direkt	situs	direkt	indirekt
orbis intestini tenuis	orbis cardialis	pollex	orbis pulmonalis	orbis intestini crassi
orbis felleus	orbis hepaticus	clusa	orbis lienalis	orbis stomachi
orbis vesicalis	orbis renalis	pes	orbis renalis	orbes tricalorii et vesicalis

Tab. 13 Die klassischen Pulstypen der chinesischen Medizin.

Oberflächenpuls	Rauher Puls
Tiefer Puls	Langer Puls
Langsamer Puls	Kurzer Puls
Beschleunigter Puls	Überflutender Puls
Erschöpfter Puls	Großer Puls
Praller Puls	Verschwindender Puls
Schlüpfriger Puls	Gespannter Puls
Schwächlicher Puls	Kleiner Puls
Zerfließender Puls	Sich verkriechender Puls
Zarter Puls	Beweglicher Puls
Behäbiger Puls	Saitenförmiger Puls
Zwiebelstengelförmiger Puls	Trommelpuls
Haftender Puls	Sanfter Puls
Weicher Puls	Jagender Puls
Hängender Puls	Intermittierender Puls
Rasender Puls	

derselben Krankheit leiden, von einem chinesischen Arzt untersuchen lassen[1]. Dieser stellte bei jedem der 65 Patienten eine andere Diagnose. Bei dem einen „Feuchte Hitze, die die Milz befällt", bei dem anderen „Mangelndes Yin, das den Magen beeinträchtigt" usw.

Die Disharmoniemuster ähneln dem, was der Westen als Krankheit bezeichnet, insofern, als ihre Feststellung dem Arzt anzeigt, welche Behandlung angeraten ist. Aber sie unterscheiden sich von „Krankheit" in der Hinsicht, daß sie nicht von dem Patienten, in dem sie auftreten, getrennt werden können. So erklärt sich die Tatsache, daß bei Abtrennung der Anwendung chinesischer Heilmittel von dem Rahmen der chinesischen Medizintheorie nicht so gute Heilerfolge erzielt werden. Die Wirksamkeit beruht ja darauf, daß die Behandlung optimal auf jeden Patienten zugeschnitten wird. Die chinesische Medizin funktioniert am besten, wenn sie im Kontext ihrer eigenen Logik angewendet wird (Kaptchuk 1990).

---

[1] „Klinische Beobachtung traditioneller chinesischer Behandlungsmethoden bei 65 Patienten mit Magengeschwüren", Zeitschrift f. trad. chin. Med., Juni 1959. (Zitat nach Ted Kaptchuk. Das große Buch der chinesischen Medizin. Bern, München, Wien: Barth 1990.)

Die Therapie

Als Therapiemöglichkeiten stehen der chinesischen Medizin mehrere spezifische Behandlungen zur Verfügung: dazu gehören die innere Therapie (Yin-Therapie), also die Anwendung von Arzneimitteln, und die äußere Therapie (Yang-Therapie), die in den Maßnahmen von Akupunktur und Moxibustion besteht. Daneben kennt man aber noch unspezifische Heilverfahren wie die Heilmassage, die Heilgymnastik, die Diätetik, die Bäderanwendung (Dampfbäder, Räucherungen, Inhalationen etc.) und die Qi-Übungen (Synthese von Gymnastik, Atemübungen und Bewußtseinsführung). Da die Umgebung des Patienten im chinesischen Krankheitsbegriff eine wichtige Rolle spielt, wird der Arzt meistens eine Empfehlung für die Lebensweise aussprechen und eine Kombination der spezifischen und unspezifischen Heilmethoden anstreben.

Die chinesische Pharmakopöe

Seit ältester Zeit ist die Anwendung von Arzneimitteln das mit Abstand wichtigste, vielfältigste und am feinsten steuerbare Heilverfahren der traditionellen chinesischen Medizin. Etwa 80 Prozent aller Heilmaßnahmen bestehen allein in der Anwendung genau ausgewählter und dosierter Arzneien.

All die Bücher der chinesischen Pharmakopöe, die sogenannte „pen-ts'ao"- Literatur, ist begründet auf dem „Shen-
nung pen ts'ao", dem ältesten Buch der Drogenliteratur.
Besonders erwähnenswert ist außerdem das „pen-ts'ao
kang-mu", das während der Ming-Dynastie um 1597 von Li
Shih-chen herausgegeben wurde. Es enthält bereits 1892
verschiedene Drogen, die in 16 Abteilungen eingeordnet
sind: Wasser, Feuer, Erde, Mineralien, Kräuter, Getreide-
arten, Gemüse, Früchte, Bäume, allerei Utensilien, Insekten,
Fische, Schalentiere, Vögel, tierische Stoffe und Substanzen
menschlicher Herkunft.

Die präzis abgestufte Systematik der Drogen beruht auf
mehr als 2000jähriger klinischer Anwendung und Erpro-
bung, nach der die Wirkung eines jeden Arzneimittels eindeutig bestimmt ist. Diese eindeutige Qualifikation der
Droge erfolgt durch die Zuordnung zu fünf verschiedenen
Qualitäten, nach denen sich ein Arzt bei der Bestimmung der
Therapie richten kann. Diese sind:

- Temperaturverhalten
- Geschmacksrichtung
- Orbis-Bezug
- Wandlungsphase
- Wirktendenz

Das Temperaturverhalten einer Droge, also, ob sie warm,
heiß, neutral, kühl oder kalt ist, wird teils nach subjektivem
Eindruck, den die Droge nach ihrer Einnahme hinterläßt,
teils nach objektiven Kriterien beurteilt. Dabei spielen
Thermorezeptoren eine eher untergeordnete Rolle. Entscheidend sind unter anderem Kreislaufwirkung, Beeinflus-
sung der Atemfrequenz, Wirkung auf pathogene Faktoren
oder Auslösung von Hyperämien in bestimmten Körper-

regionen. Die warmen und heißen Pharmaka kompensieren die „Kälte-Krankheiten" (Algor-Heteropathien), hingegen dämpfen die kalten und kühlen Medikamente „Hitze-Krankheiten" (Calor-Heteropathien).

Weiterhin ist jedem Arzneistoff und auch jeder Nahrung eine oder mehrere Geschmacksrichtungen *(sapores)* zugeordnet wie sauer, bitter, scharf, salzig oder süß. Es ist ein wesentlicher Unterschied, ob ein Mittel kalt und scharf (wie z. B. *Mentha piperita*) oder heiß und scharf (wie die meisten Pfefferarten) qualifiziert ist, ob die Schärfe durch andere Geschmacksrichtungen abgemildert oder im Gegenteil bei hinzukommender Bitterkeit gesteigert erscheint und vieles andere mehr. Diese Zusammenhänge erklären, weshalb es notwendig ist, die charakteristischen Geschmacksqualitäten eines jeden Arzneimittels zu kennen. Jede Geschmacksqualifikation ist eine Richtungsbestimmung der Arzneimittelwirkung, die sich auch aus der Wandlungsphasenqualität ergibt. So entspricht:

> sauer – der Wandlungsphase Holz
> bitter – der Wandlungsphase Feuer
> süß – der Wandlungsphase Erde
> scharf – der Wandlungsphase Metall
> salzig – der Wandlungsphase Wasser

Die Geschmacksrichtung eines Arzneimittels deutet auf eine charakteristische Wirkung hin:

sauer: hat eine zusammenziehende, blutstillende, aufrauhende und stopfende Wirkung,

bitter: hat eine trocknende, niederschlagende und dämpfende Wirkung,

süß: hat eine regulierende, ausgleichende, harmonisierende, mildernde, puffernde und stützende Wirkung,

scharf: hat eine entfaltende, lösende, die aktiven Energien
(das Qi) mobilisierende Wirkung,
salzig: hat eine erweichende, befeuchtende und abführende
Wirkung.

Im Sinne der chinesischen Medizin wirkt jedes Medikament in irgendeiner Weise auf wenigstens einen Funktionskreis (*Orbis*). Den jeweiligen Bezug eines Arzneistoffes zu
den Orbes herzustellen gehört zum grundlegenden Wissen
der chinesischen Pharmakologie. Es gibt Pharmaka, die ganz
spezifisch auf nur einen Funktionskreis einwirken; andere
haben ein weites Spektrum von Wirkungen auf verschiedene
Funktionskreise. Welches Mittel ein chinesischer Arzt
verschreibt, hängt allein vom Krankheitsbild ab, das die
Diagnose erbringt. Dann weiß der Arzt genau, welcher oder
welche Funktionskreise gestört sind. Allein aus der sicheren
Kenntnis dieses Orbis-Bezugs ist es möglich, die individuell
einmalige Situation der Erkrankung bei jedem Patienten zu
berücksichtigen und zu vermeiden, daß die angewandten
Arzneimittel Bereiche stören, die normal funktionieren.
Diese Selektivität gestattet den chinesischen Ärzten, zusammen mit den äußerst detaillierten Angaben über die Verträg-
lichkeit verschiedener Arzneistoffe untereinander, eine
Therapie durchzuführen, die nur die beabsichtigten Wirkungen zeigt, ohne Neben- und Nachwirkungen. Von eventuel-
len Fehlern, die natürlich auch bei Ärzten der chinesischen
Medizin vorkommen, sei hier abgesehen. Diese Anpassungs-
fähigkeit an die individuellen Bedürfnisse eines Patienten ist
eine besondere Leistung der chinesischen Medizin.
Außerdem erfolgt die therapeutische Nutzung einer
Droge aus einer weiteren Qualifikation – der Wirktendenz.
Diese ergibt sich aus der abgestuften und vereinten Beurtei-

lung von Temperaturverhalten und Geschmacksrichtung der einzelnen Mittel (Tab. 14). Man unterscheidet:

- die oberflächliche Wirkung
- die emporhebende Wirkung
- die absenkende Wirkung
- die Tiefenwirkung.

Die an der Oberfläche wirkenden Arzneimittel sind angezeigt, wenn nur die Körperoberfläche von einer Disharmonie betroffen ist. Diese Eigenschaft haben vor allem die süßen und zugleich heißen, die süßen und zugleich warmen sowie die scharfen und zugleich heißen Drogen. Bekannte Beispiele sind der Ingwer oder die Zimtrinde.

Arzneien mit emporhebender Wirkung werden verwendet, um die in der Tiefe vorhandene oder gar dort eingeschlossene Energie nach außen zu bringen, um vorhandene Energie zu mobilisieren. Dafür eignen sich vor allem süße Drogen mit neutralem Temperaturverhalten, ferner die leicht scharfen-neutralen, die scharfen, die leicht warmen und schließlich die leicht bitteren neutralen Medikamente.

Tab. 14 Qualitäten eines Arzneistoffes und deren Entsprechungen.

Temperatur-verhalten	Geschmacks-richtung	Funktionskreis	Wandlungs-phase
warm	sauer	Leber, Gallenblase	Holz
heiß	bitter	Herz, Dünndarm	Feuer
neutral	süß	Milz, Magen	Erde
kühl	scharf	Lunge, Dickdarm	Metall
kalt	salzig	Niere, Harnblase	Wasser

Absenkende Mittel werden verwendet, um übermäßige Energie an der Körperoberfläche wieder in die Tiefe zu führen. Man kann damit zum Beispiel Blutungen entgegenwirken. Zu den absenkenden Arzneien gehören sehr viele mineralische und metallische Substanzen, etwa *Magnetit*. Ihrer Anwendung nach wichtiger sind jedoch die *Concha Ostrae* (der Austernschalenkalk), die *Poria* (ein Kiefernpilz) oder die Wurzel der Pfingstrose (*Paeonia*).

Störungen eines übermäßigen Energiehaushalts, also Überhitzungen, die sich auf die Tiefe des Körpers beziehen und meist mit erhöhter Temperatur einhergehen, werden durch Drogen mit Tiefenwirkung behandelt. Dies sind durchwegs Mittel mit kaltem Temperaturverhalten, entweder bitterem oder salzigem Geschmack: das Rhizom der *Coptis teeta, Rhizoma Rhei, Rhizoma Gentianae* und auch *Natrium sulfuricum* (Porkert 1986).

Bis jetzt wurden nur die Qualitäten von Drogen in bezug auf ihre Einzelanwendung dargestellt. Da aber meist Kombinationen von Arzneistoffen, also individuell zusammengestellte Rezepturen, ihre Anwendung finden, erfordert dies weitere Qualitätszuordnungen; dies erfolgt erstens durch die Einteilung des Arzneischatzes in Herrscher-, Minister-, Assistenten- und Botendrogen; zweitens stellen die „sieben Zustände" eine weitere wichtige theoretische Entscheidungshilfe bei der Zusammenstellung einer Rezeptur dar. Jedes Rezept besteht also aus einer Herrscher-, Minister-, Assistenten- und Botendroge. Am Beispiel des *Decoctum Ephedrae* läßt sich das gut nachvollziehen; dieses besteht aus: *Herba Ephedrae* (Meerträubelkraut)
  Ramuli Cassiae (Zweige des Zimtbaumes)
  Semen Armeniacae (Bittermandel)
  Radix Glycyrrhizae (Süßholzwurzel).

Es wird verwendet bei Kopfschmerzen mit Fieber, diffusen Gliederschmerzen, Schweißlosigkeit und keuchender Atmung.

Herba Ephedrae stellt die Herrscherdroge dar; sie dient der Korrektur und Bekämpfung der energetischen Abweichung, also der Öffnung der Oberfläche und der Schweißerzeugung. *Ramuli Cassiae* ist die Ministerdroge, die dieses Anliegen unterstützt. *Semen Armeniacae* erfüllt die Aufgabe der Assistentendroge, die Zusatzbefunde und Symptome abdecken und unerwünschte Nebenwirkungen mildern soll; sie besänftigt die keuchende Atmung und bewirkt den Abfluß gestauter Flüssigkeiten im oberen Bereich. *Radix Glycyrrhizae* letztlich stellt die Botendroge dar, die die Wirkung der Hauptarznei auf bestimmte Funktionsbereiche fokussiert; sie hat harmonisierende Eigenschaften und dient zur ausgleichenden Pufferung des Gesamtrezeptes (Hempen 1988).

Die sieben Zustände beschreiben Einzelwirkungen und Interaktionen von Drogen innerhalb einer Rezeptur und Bearbeitungsprinzipien von Rohdrogen. Die Einteilung findet sich erstmals im „Shen-nung pen-ts'ao"um das 2. Jahrhundert vor unserer Zeitwende. Tabelle 15 gibt eine Übersicht über die sieben verschiedenen Kategorien von Drogenwirkungen innerhalb einer Rezeptur.

Insgesamt können die sieben Zustände wieder in drei verschiedene Arten von Drogenkombinationen aufgeteilt werden:

- Drogenkombinationen, die bestimmte Arzneimittelwirkungen einer Rezeptur steigern
- Drogenkombinationen, die bestimmte Arzneimitteleigenschaften innerhalb einer Rezeptur korrigieren
- Drogenunverträglichkeiten (Tab. 16).

Tab. 15 Die sieben Zustände qi qing chinesischer Arzneidrogen. Aus: Ernst Paulus. Ding Yu-he. Handbuch der traditionellen chinesischen Heilpflanzen. Heidelberg: Haug 1987.

Die 7 Zustände	Übersetzung bzw. Erläuterungen	Beispiele
dan xing	Der Einzelgänger; d. h. die Droge kann in best. Fällen allein verwendet werden	Radix Ginseng
xiang xu	Sich gegenseitig benötigen; d. h. Drogen mit identischen Arzneimitteleigenschaften müssen, um eine maximale Arzneimittelwirkung zu erzielen, gemeinsam nebeneinander verwendet werden	Radix Ginseng – Radix Glycyrrhizae oder Radix Ginseng – Cortex Phellodendri
xiang shi	Sich gegenseitig fördern; d. h. Drogen mit ähnlichen Arzneimitteleigenschaften können, zur Steigerung der Arzneimittelwirkung, gemeinsam nebeneinander verwendet werden	Poria cocos – Radix Astragali oder Radix et Rhizoma Rhei – Radix Scutellariae
xiang wei	Sich voreinander fürchten; d. h. die unerwünschten Nebenwirkungen von Drogen können innerhalb der Rezeptur durch andere Medikamente eingeschränkt werden	Die Nebenwirkungen von Rhizoma Pinelliae werden durch Rhizoma Zingiberis viride eingeschränkt
xiang sha	Sich gegenseitig vernichten; d. h. einige Drogen haben die Fähigkeit, toxische Reaktionen (du xing; s. o.) anderer Drogen innerhalb einer Rezeptur auszuschalten	Semen Phaseoli radiati hebt die Giftigkeit von Semen Tiglii auf
xiang wu	Sich gegenseitig hassen; d. h. bestimmte Drogen können innerhalb einer Rezeptur die Arzneimittelwirkung einer anderen Droge vollständig aufheben	Rhizoma Zingiberis viride hebt die Wirkung von Radix Scutellariae vollständig auf
xiang fan	Sich ins Gegenteil verkehren; d. h. Drogen, die in diesem Verhältnis zueinander stehen, führen, nebeneinander gebraucht, zu unerwünschten Nebenwirkungen und toxischen Reaktionen	Radix Aconiti – Semen Trichosanthis oder Radix Glycyrrhizae – Radix Euphorbiae kansui

Tab. 16   Drogenkombinationen, die zu Unverträglichkeitsreaktionen führen. Aus: Ernst
Paulus. Ding Yu-he. Handbuch der traditionellen chinesischen Heilpflanzen. Heidelberg:
Haug 1987.

Drogenbeispiele	Unverträglich mit
Radix Glycyrrhizae *(gan cao)*	1. Radix Euphorbiae pekinensis *(jing da ji)* 2. Flos Genkwa *(yuan hua)* 3. Radix Euphorbiae kansui *(gan sui)* 4. Sargassum *(hai zao)*
Radix et Rhizoma Veratri nigri *(li lu)*	1. Radix Ginseng *(ren shen)* 2. Radix Salviae miltiorrhizae *(dan shen)* 3. Radix Scrophulariae *(xuan shen)* 4. Radix Sophorae flavescentis *(ku shen)* 5. Planta tota Asari *(xi xin)* 6. Radix Paeoniae alba et rubra *(bai shao yao/chi shao yao)*
Radix Aconiti *(chuan wu)*	1. Rhizoma Pinelliae *(ban xia)* 2. Semen Trichosanthis *(gua lou)* 3. Bulbus Fritillariae cirrhosae *(chuan bei mu)* 4. Radix Ampelopsis *(bai lian)* 5. Rhizoma Bletillae *(bai ji)*

Neben den Individualrezepturen, die jedoch einen hohen Kenntnisstand des Therapeuten erfordern, da der klinische Befund und das synergistische Verhalten der Arzneimittel exakt erlernt werden müssen, gibt es auch noch die
klassischen chinesischen Rezepturen in festen Mischungen,
die vorabgefüllt und konfektioniert werden. Ihr Nachteil ist,
daß die Dosierung der Einzelkomponenten nicht verändert
werden kann und somit die individuelle Anpassung an den
Patienten wegfällt.

Daneben kommen in China auch neuzeitliche pharmazeutische Produkte in modernen galenischen Zubereitun-
gen (Tabletten, Kapseln, Granulate, Injektionslösungen
etc.) auf den Markt, die jedoch nicht alle nach den Kriterien
der traditionellen Medizin sinnvoll sind, da sie in diesem
Rahmen oft nicht genügend erprobt wurden. Am wirksam-
sten werden in den meisten Fällen immer noch die Indivi-
dualrezepte sein, da ja der große Vorteil der chinesischen
Medizin darin besteht, daß die Behandlung optimal auf den
einzelnen Patienten zugeschnitten wird und der chinesische
Gesundheits- beziehungsweise Krankheitsbegriff vom jeweiligen Individuum nicht zu trennen ist.

Im Westen steht man den traditionellen Rezepturen, die
aus einigen bis vielen Einzeldrogen bestehen, eher skeptisch
gegenüber, da unsere Arzneimittelgesetze die Analyse sämt-
licher Inhaltsstoffe, nicht zuletzt aus Gründen der Qualitäts-
sicherung, verlangen. Die Charakterisierung chemischer Inhaltsstoffe aus einer Rezeptur mit mehr als drei verschiedenen Heilpflanzen stellt jedoch die analytische Chemie meist
schon vor unüberwindliche Probleme. In den westlichen
Ländern, aber auch in China wird ständig versucht, die Isola-
tion der wirksamen Komponenten chinesischer Heilmittel
und deren Einbeziehung in die moderne westliche Medizin
zu erzielen und mit der Abtrennung der Praxis von der
Theorie die Notwendigkeit des theoretischen Rahmens in
Frage zu stellen. Doch gerade durch die Anwendung innerhalb dieses theoretischen Rahmens und durch die Erstel-
lung von Individualrezepten, deren komplexe biochemische
Wirkungen wir mit unseren Methoden nicht genau erfassen,
kann die chinesische Medizin erfolgreich sein. Es besteht natürlich kein Zweifel, daß über den Weg der chemischen Analyse auch großartige Entdeckungen im reichen Drogenschatz

der Chinesen gemacht werden können – hier steht noch ein
großes Forschungsgebiet offen – jedoch die Komplexität einer
Pflanze, geschweige denn einer kompletten Rezeptur wird
man damit kaum erfassen können, da es viel zu kompliziert
ist, die Wirkung der einzelnen Inhaltsstoffe aufeinander und
in Kombination miteinander auf den Körper zu untersuchen.

Die chinesische Pflanze *Ephedra sinica* ist ein gutes Beispiel dafür, daß die Komplexität einer Pflanze eine bedeutende Rolle für deren Wirkung darstellt. Die Wurzeln und
der Stengel dieser Pflanze beinhalten bis zu ein Prozent des
Alkaloids *Ephedrin*, ein äußerst wirksames Mittel gegen
Bronchialasthma. Konzentriertes, aus der Pflanze isoliertes
Ephedrin bringt zwar sofortige Erleichterung bei Bronchialasthma, das Medikament fordert aber auch seinen Tribut
vom menschlichen Körper. Es bewirkt eine übermäßige Anregung des Herzmuskels aufgrund seiner alpha-sympathomi-
metischen Wirkung, was zu Herzklopfen und Anstieg des
Blutdrucks führt. Die Chinesen aber verwenden *Ephedra sinica* in ihrer natürlichen Form. Die heilende Wirkung tritt
dabei zwar langsamer ein, aber das Heilmittel wird vom
Stoffwechsel leichter aufgenommen, es kommt nicht zu
Nebenwirkungen, weil das Ephedrin von anderen Stoffen,
die in der Pflanze enthalten sind und gewissermaßen als
„Dämpfer" wirken, begleitet ist. Um so komplizierter kann
man sich die komplexen Zusammenhänge innerhalb einer
Rezeptur vorstellen.

Therapiert wird in der traditionellen Medizin mit
Arzneimitteln pflanzlicher, tierischer oder mineralischer
Herkunft. Neuere Enzyklopädien beschreiben rund 6000
verschiedene Arzneimittel; im Repertoire eines Arztes wer-
den jedoch höchstens einige hundert davon ausgeschöpft.
Obwohl eine Vorliebe der Chinesen für tierische Mittel auch

nicht bestritten werden kann, sind es aber zu fast 90 Prozent pflanzliche Arzneimittel, die in der chinesischen Pharmakopöe Verwendung finden. Verwendet werden stets ganze Pflanzen oder Pflanzenteile, niemals isolierte Einzelstoffe, teilweise auch mehrere verschiedene Teile derselben Pflanze mit unterschiedlichen Wirkungen. Jedes Arzneimittel wird in einer Monographie bezüglich des Temperaturverhaltens, der Wirktendenz, der Geschmacksrichtung und des Funktionskreisbezuges näher spezifiziert.

Der chinesische Arzt hat nicht nur die Möglichkeit, die Rezeptur individuell für seinen Patienten zu gestalten, er kann zudem auch noch für jeden Patienten individuell die beste Zubereitungsart bestimmen. Die traditionellen Zubereitungsmethoden erlauben, nach den Anweisungen des Arztes abzustimmen.

Die wohl älteste und am häufigsten angewandte Methode ist das Dekokt (=Abkochung). Der Vorteil liegt darin, daß die Inhaltsstoffe schnell vom Körper aufgenommen werden und rasch wirken können. Die Pflanzen werden zusammen mit Wasser in ein Steingutgefäß gegeben und gekocht. Die genaue Wassermenge und die Kochzeit hängen von der Art der jeweiligen Pflanze ab.

Hat man frische Kräuter zur Verfügung, kann man auch Arzneisaft zubereiten, indem man die Kräuter unter Beimengung von etwas Wasser zerdrückt und dann den Saft auspreßt. Eine weitere Zubereitungsmethode ist die Herstellung von Pillen mit Bindemitteln wie Honig, Wasser, Mehlpaste oder Bienenwachs, die alle eine protrahierte Wirkung aufweisen. Wachspillen werden nur sehr langsam und meist erst im Dünndarm resorbiert; sie kommen zum Einsatz, wenn hochgiftige Ingredienzen wie zum Beispiel Eisenhut in der Rezeptur vorgesehen sind.

Außerdem gebraucht man auch noch Sirupe, medizinischen Wein und Salben, die innerlich, bestehend aus Honig oder geschmolzenem Kristallzucker, sowie äußerlich, bestehend aus tierischem Fett oder Vaseline, ihre Anwendung finden (Reid 1988). Über die Vorbehandlung der Rohdroge sei nur so viel gesagt, daß es neben der Reinigung, dem Schneiden und der Bereitung von Pulver auch noch viele verschiedene Arten von Röst-, Brenn- und Verkohlungsverfahren gibt. Für den interessierten Leser sei hier auf das 1991 bei Stöger erschienene Arzneibuch der chinesischen Medizin verwiesen.

Ein Verzeichnis der auch nur gängigsten Drogen des chinesischen Arzneischatzes würde wohl den Rahmen dieser Arbeit sprengen[1]. Da jedoch die Benutzung tierischer Stoffe vielleicht von besonderem Interesse ist, hier einige Beispiele (Tab. 17). Jedoch sei nochmals darauf hingewiesen, daß

---

[1] Siehe dazu: Franz Huebotter, Chinesische-Tibetische Pharmakologie und Rezeptur, Ulm: Haug 1957.
Bensky-Gamble, Ted Kaptchuk. Chinese herbal Medicine. Seattle: Eastland Press 1986.
Ernst Paulus, Ding Yu-he, Handbuch der traditionellen chinesischen Heilpflanzen, Heidelberg: Haug 1987.
Daniel Reid. Chinesische Naturheilkunde. Wien: Orac 1988.
Manfred Porkert. Klassische chinesische Rezeptur. Acta Medicinae Sinensis. Zürich 1984.
Erich Stöger (Übers.). Arzneibuch der chinesischen Medizin, Stuttgart: Deutscher Apotheker Verlag 1991.
Alfred Mosig, Gottfried Schramm. Die Arzneipflanzen und der Drogenschatz Chinas und die Bedeutung des pen ts'ao kang-mu. Berlin: Verlag Volk und Gesundheit 1955.

Tab. 17 Tierische Drogen der chinesischen Medizin. Aus: A. Mosig, G. Schramm. Die
Arzneipflanzen und der Drogenschatz Chinas. Berlin: Verlag Volk und Gesundheit 1955.

Bärenfett	gegen Erbrechen nach Essen und Trinken
Elefantenzähne	gegen Anurie und Polyurie
Fuchsfleisch	gegen Hautkrankheiten
Fuchspfoten	gegen blutende und eitrige Hämorrhoiden
Hasenleber	gegen Augenkrankheiten
Hirschgeweih	gegen Alterserscheinungen, Blasenstein, Lenden- und Rücken-schmerzen sowie als Aphrodisiacum
Katzenzähne	gegen Pocken der Kleinkinder
Moschus	Von diesem Stoff berichtet der Pen-ts'ao kang-mu: „Macht alle Körperöffnung durchgängig, öffnet die Adern, ist scharf, lau und duftend, gibt das Gefühl der Leichtigkeit, durchdringt Fleisch und Nieren; wärmt die Blase, heilt Schreckhaftigkeit, löst Gifte und tötet Würmer. Moschus verdirbt Früchte und Wein; hilft gegen Magenüberladung und Trunkenheit. Am besten ist es, in jedem Fall zerriebene Hoden des Moschustieres zu gebrauchen. Man ver-meide Knoblauch."
Pfauenfleisch	gegen Arzneivergiftungen und Insektenstiche
Pferdeleber	gegen Amenorrhoe
Pferdelunge	gegen Kälte und Fieber sowie sexuelle Unterentwicklung der Kinder
Pferdemilch	gegen Fieber
Rhinozeroshorn	gegen Gift, Schlangengift, Malaria
Schafsblut	gegen Erschöpfungszustände und starken Blutverlust nach Geburten; wenn aus allen neun Körperöffnungen Blut austritt
Schafshoden	bei Impotenz des Mannes
Schafsleber	gegen Leberaffektionen
Schafszähne	bei Krämpfen der Kleinkinder
Schildkrötenfleisch	gegen langjährigen Husten
Schweineblut	wird zu stärkenden Diätspeisen bei Blutarmut nach Geburten und schweren Krankheiten benutzt. Die beobachtete gute Wirkung beruht auf dem hohen Gehalt an organisch gebundenem Eisen (Chinese Medical Journal Mai/Juni 1952)
Schweinegalle	gemischt mit Essig als Klysma durch ein Bambusrohr in den Darm appliziert bei Leber- und Gallenleiden sowie gegen Würmer, wird bereits seit Chang Chi (200 n. Chr. angewandt)

Tab. 17　Fortsetzung

Schweineleber	gegen hyperchrome Anämien bereits seit Jahrhunderten angewandt (Chinese Medical Journal Mai/Juni 1952)
Schweinemilch	gegen Krämpfe der Kleinkinder
Seepferde	gegen Kropf und chronischen Husten
Wolfshaut	bei Beri-Beri

diese nur einen geringen Prozentsatz der Pharmakopöe ausmachen.

Obwohl gerade diese Drogen für uns besonders exotisch klingen, sollten sie nicht bloß als Unsinn abgetan werden. Man denke hier nur z. B. an die Krötengifte, die *Bufadienolide* enthalten, oder an Drüsenpräparate, die Hormone enthalten. Ein Extrakt aus Eselshaut wird beispielsweise seit Jahrhunderten in China als Mittel gegen Tetanie benutzt. Pharmakologische Untersuchungen haben gezeigt, daß es die Kalziumadsorption im menschlichen Körper zu erhöhen vermag[2].

Hier noch zwei Monographien aus dem „pen ts'ao p'in-hui ching yao" (Abb. 11, 12) und im Vergleich dazu eine Monographie aus dem neuen Arzneibuch der chinesischen Medizin (Abb. 13).

Die Wissenschaft geht mittels zweier Wege an die Untersuchung der chinesischen Pharmakopöe heran: Einerseits durch klinische Untersuchungen, die aber im Westen eher gering vorhanden sind, und andererseits durch chemische Analyse chinesischer Drogen und Rezepturen.

---

[2] Chinese Medical Journal. April 1988

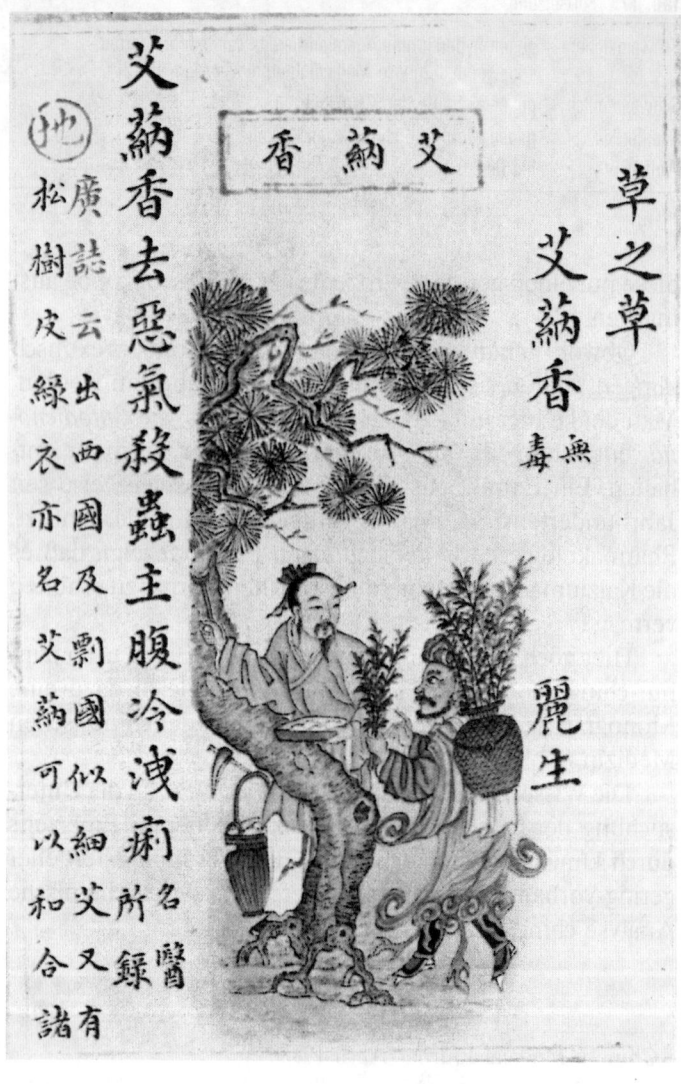

艾蒳香

草之草

艾蒳香 無毒

麗生

艾蒳香去惡氣殺蟲主腹冷洩痢所錄名醫又有

廣誌云出西國及剽國似細艾又有松樹皮綠衣亦名艾蒳可以和合諸

◀ **Abb. 11:** Monographie aus einem chinesischen Arzneibuch des 16. Jahrhunderts. Aus: Paul U. Unschuld. Yü-chih pen ts'ao p'in-hui, ein Arzneibuch aus dem China des 16. Jahrhunderts (Ausz.). München Moos 1973.

Ai-na hsiang, Ai-Kampfer: „Ai-Kampfer vertreibt bösartige Luft(ansammlungen), tötet Würmer und ist zur Behandlung von Leibkälte und Durchfall geeignet." Die „Ai-Pflanze" wird aus westlichen Ländern eingeführt und ähnelt dem Beifuß. Auch den grünen Bewuchs, der sich auf Kiefernrinde bildet, nennt man ai-na. Beide Arten sind miteinander mischbar. Alle (anderen) Aromastoffe entwickeln, wenn man sie verbrennt, einen bläulichweißen Rauch, der sich nicht verteilt. Hierin liegt ihr Unterschied zum Ai-Kampfer."

Abb. 12 (S. 96): Monographie aus einem chinesischen Arzneibuch des 16. Jahrhunderts. Aus: Paul U. Unschuld. Yü-chih pen ts'ao p'in-hui, ein Arzneibuch aus dem China des 16. Jahrhunderts. München: Moos 1973. She-hsiang, Moschus: „Vom Aussehen her ähnelt (der Moschusbock) dem Rehbock, er ist jedoch kleiner. (Moschusböcke) essen Zedernblätter. Der Aromastoff sammelt sich direkt vor dem Geschlechtsorgan in einem Beutel in der Haut... Es gibt drei Arten. Die erste ist das „erzeugte Aroma". Die Moschusböcke essen im Sommer viele Schlangen und Würmer. Während der Kälteperiode sammelt sich der Aromastoff an. Im Frühjahr verspüren (die Tiere) eine plötzlichen Schmerz in der Nabelgegend. Mit ihren eigenen Klauen kratzen sie (den Aromastoff) aus, und er fällt allerorten zu Boden. Kräuter und Bäume in näherer und weiterer Umgebung nehmen alle eine gelbe (Färbung) ein. Diese Art ist nur sehr schwer zu finden... Als zweites gibt es das „Nabel-Aroma". Um es zu bekommen, muß man (die Tiere) fangen und töten. Die dritte Art bildet der Aromastoff, der im Herz koaguliert. ▶

Abb. 13 (S. 97, 98): Faksimile einer Seite aus dem Arzneibuch der chinesischen Medizin. Aus: Erich Stöger (Übers.). Stuttgart: Deutscher Apotheker Verlag 1991. ▶▶

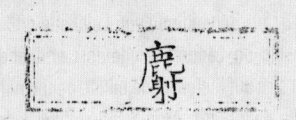

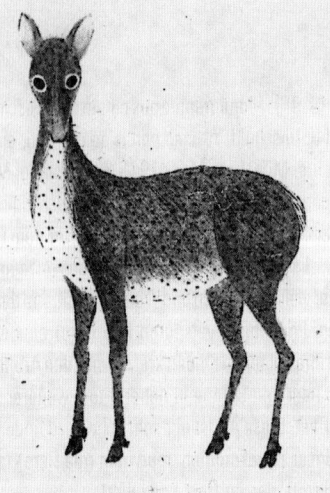

麝香 出神農本經 主辟惡氣殺鬼精物溫瘧蠱毒癇痓去三蟲久服除邪不夢寤魘寐以上

五加皮

ACANTHOPANACIS CORTEX[1]

Stachelpanaxwurzelrinde

Wujiapi

Die getrocknete Wurzelrinde von *Acanthopanax gracilistylus* W.W.SMITH aus der Familie der Araliaceae. Die Wurzeln werden im Sommer und im Herbst ausgegraben, gewaschen, die Wurzelrinde wird abgeschält und an der Sonne getrocknet.

Morphologie

Unregelmäßig eingerollte, röhrenförmige Stücke, 5-15 cm lang, 0.4-1.4 cm im Durchmesser und ca. 0.2 cm stark. Die äußere Oberfläche ist graubraun gefärbt und weist schwach gekrümmte Längsrunzeln sowie quergestellte, längliche Poren auf; die Innenseite ist blaßgelb oder graugelb gefärbt und weist feine Längslinien auf. Leichtes spezifisches Gewicht, spröde Konsistenz, leicht brechbar mit unregelmäßigem, grauweißem Bruch. Schwach aromatischer Geruch, schwach scharfer und bitterer Geschmack.

Prüfung auf Identität

1) Querschnitt durch die Droge: Korkschichte aus mehreren Zell-Lagen. Schmale Rinde, darin finden sich einzelne Exkretgänge eingelagert. Breites, gegen außen zu rissiges Phloem, 1-5 Zell-Lagen breite Markstrahlen; vermehrtes Auftreten von Exkretgängen, die von 4-11 sezernierenden Zellen umgeben sind. Die Parenchymzellen enthalten Calciumoxalat-Drusen und winzige Stärkekörner.

Pulverdroge: Grauweißes Pulver. Calciumoxalat-Drusen mit Durchmessern von 8-64 μm, gelegentlich sind mehrere kristallführende Zellen miteinander verbunden, die Calciumoxalat-Drusen stehen in Reihen angeordnet. Länglich rechteckige oder polygonal geformte Korkzellen mit dünnen Wänden. Die Korkzellen älterer Wurzelrinden weisen gelegentlich unregelmäßig verdickte Zellwände mit wenigen Tüpfeln auf. Die Fragmente der Exkretgänge enthalten farbloses oder blaß-

---

1 Drogenbezeichnung nach Porkert: Cortex Acanthopanacis radicis; KCP., p. 258.

gelbes Exkret. Reichlich Stärkekörner, polygonale oder kugelige Einzelkörner mit Durchmessern von 2-8 µm; aus 2-10 Teilkörnern zusammengesetzte Körner.

2) 1 g der gepulverten Droge wird mit 10 ml Methanol versetzt, 1 Stunde bei 60°C warm mazeriert und anschließend filtriert. 1 ml des Filtrates wird in einem Reagenzglas mit 1-2 Tropfen einer 10prozentigen ethanolischen Lösung von α-Naphtol versetzt und homogen durchmischt, anschließend werden entlang der Wand des Reagenzglases vorsichtig 0.5 ml Schwefelsäure zugesetzt: An der Berührungsstelle der beiden Flüssigkeitsschichten entsteht ein violettroter Ring.[2]

3) 1 ml des unter 2) gewonnenen Filtrates wird mit 1 ml 3prozentiger Natriumcarbonat-Lösung und 1-2 Tropfen frisch diazotierter p-Nitroanilin-Lösung versetzt: Die Lösung färbt sich rot.[3]

Vorbehandlung der Rohdroge

Die Droge wird von Verunreinigungen befreit, gewaschen, durchfeuchtet, in dicke Scheiben geschnitten und an der Sonne getrocknet.

Geschmacksrichtung, Temperaturverhalten und Funktionskreisbezug

Scharf, bitter; warm. *Orbis hepaticus*, *orbis renalis*.

Wirkung und Indikationen

Humor venti austreibend (*qufengshi*), den *orbes hepaticus et renalis* Energie zuführend (*buganshen*), Muskel, Sehnen und Knochen kräftigend (*qiangjingu*). Verwendet bei rheumatoiden Schmerzen aufgrund von *humor venti* (*fengshi bitong*), Atrophie und Schwäche von Muskeln, Sehnen und Knochen (*jingu weiruan*), Gehunfähigkeit bis zum 2. und 3. Lebensjahr von Kleinkindern (*xiao'er xingchi*), allgemeiner Körperschwäche und Kraftlosigkeit (*tixu fali*), Aufgedunsenheit (*shuizhong*), Beriberi (*jiaoqi*).

Applikation und Dosis

4.5 - 9 g

Aufbewahrung

Trocken lagern; vor Schimmelbildung und Insektenfraß schützen.

---

2   ZYZ. Bd. 1, p. 461.
3   ZYZ. Bd. 1, p. 461.

Die meisten klinischen Versuche werden in China selbst oder in Japan durchgeführt und deshalb von der westlichen Medizin oft mit Mißtrauen betrachtet, da die Untersuchungen als zu ungenau angesehen werden und oft nicht nach weltweit anerkannten Methoden, wie der Doppelblindstudie, durchgeführt werden. Doch gibt es soviel Material darüber, auch weltweit anerkannte Untersuchungen, daß die Wirksamkeit der chinesischen Drogen in vielen Bereichen der Medizin nicht angezweifelt werden kann.

Einige Beispiele:

- Ein klinischer Bericht[3] befaßte sich mit 31 Patienten mit vorzeitigen Herzkontraktionen, die mit traditionellen chinesischen Methoden behandelt wurden. Westliche Wissenschaftler führten vor und nach der Behandlung elektrokardiographische Aufzeichnungen und Blutuntersuchungen durch. Die chinesische Therapie führte bei 38,7 % der Patienten zu einer kompletten Wiedergesundung, bei 38,7 % zu einer Verbesserung des Zustandes; bei 22,6 % wurde keine Veränderung festgestellt. Nebenerscheinungen traten bei keinem der Patienten auf.
- Zwei Studien befaßten sich mit der Wirksamkeit traditioneller chinesischer Behandlung von *Lupus erythematodes*. Die erste Studie untersuchte 120, die zweite 22 Fälle dieser schweren und tödlichen Autoaggressions-

---

[3] Ted Kaptchuk. Klinische Beobachtung der Wirksamkeit traditioneller chinesischer Medizin bei der Behandlung von 31 Patienten mit vorzeitigen Herzkontraktionen. Shanghaier Zeitschrift für traditionelle chinesische Medizin (SZTCM), März 1970.

krankheit. Beide Studien kamen zu dem Ergebnis, daß traditionelle Heilkräutertherapie die Anzahl der Todesfälle wesentlich effektiver reduziert als westliche therapeutische Maßnahmen und daß sie sich allgemein bei einem hohen Prozentsatz der Fälle als wirksame Behandlung erweist[4].

- Es wurde festgestellt, daß viele chinesische Kräuter, wie beispielsweise *Thea sinensis*, den Cholesterinspiegel drastisch senken, obwohl die Substanz Cholesterin im traditionellen System nicht bekannt ist[5].

- Die Klinik von Guanganmen berichtete, daß bei 144 Patienten, deren Herpes zoster zwischen Januar 1974 und Juni 1975 mit traditionellen Methoden behandelt wurde, im Vergleich zu den Fällen, die mit westlichen Methoden behandelt wurden bzw. keine Behandlung erfuhren, eine signifikante Abnahme der Krankheitsdauer und der Schmerzintensität beobachtet werden konnte (Kaptchuk 1990).

Des weiteren gibt es Studien über die Wirksamkeit chinesischer Drogen, die getrennt vom theoretischen Rahmen angewendet wurden:

---

[4] Ted Kaptchuk. Die Behandlung von Lupus Erythematodes mit kombinierten traditionellen chinesischen und westlichen Methoden. SZTCM, September 1979 und Shanghaier Erste Medizinische Klinik: Nierenstudien (84), S. 22-26.

[5] Ted Kaptchuk. Acht Methoden der Senkung von Lipiden durch traditionelle chinesische Medizin. SZTCM, November 1979
Lu Fu-qing. A study on Tea-Pigmentia prevention of artherosclerosis, Chinese Medical Journal, 1989, 102 (8), 79–83.

- Eine Doppelblindstudie über die Wirkung von *Hericium erinaceus pers* (HEP) bei chronischer atrophischer Gastritis (Xu cai-pu 1985): 50 Patienten mit chronischer Gastritis wurden behandelt. Die Hälfte davon nahm Placebo, die andere Hälfte HEP. Nach dreimonatiger Behandlung zeigten 52 % der mit der Droge behandelten Gruppe Besserung der Krankheit, aber nur 8 % der Placebo-Gruppe.
- Wirkung von *Astragalus membranaceus* auf die natürliche Killerzellen-Aktivität und Alpha- und Gamma-Interferone bei Patienten mit Coxsackie B viraler Myokarditis: Die Resultate zeigten, daß die Droge teilweise den Verlust der Abwehrreaktionen der Patienten regulieren kann (Yang Jing-zhen 1990).

Und schließlich gibt es unzählige Untersuchungen über Inhaltsstoffe chinesischer Drogen, die isoliert wurden.

- Studien über den Glykosidauszug von *Tripterygium wilfordii Hook f.* (TG):
  Es zeigte sich eine antiphlogistische und immunsupressive Wirkung. TG kann angewendet werden bei Allergien, Autoimmunkrankheiten wie Erythema multiforma oder Lupus erythematodes (Taizhou Jiangsu 1984).
- Wirkung von *Melia azedarach L* auf die Schistosomiasis der Maus: Es wurde bewiesen, daß der Alkoholauszug der Droge nicht nur die Entwicklung der Infektion, sondern auch der Produktion der Parasiteneier entgegenwirkt (Zhao can-xi 1984).
- Klinische Studien über die Behandlung von Leukämie mit *Dang gui Luhui*-Pillen (Jiyun Liu 1990):
  Dang gui Luhui-Pillen enthalten 11 chinesische Pflanzendrogen. Es wurde daraus *Indirubin*, das in natürlichem Indigo enthalten ist, isoliert und seine Aktivität bei

Leukämie festgestellt. *N-Methylisoindigotin*, ein Derivat des Indirubin, weist eine noch höhere Aktivität und niedrigere Toxizität als Indirubin auf.

- In mehreren Studien (Shu-hua Chen 1990) untersuchte man die kalzium- antagonistische Wirkung von Substanzen, die aus chinesischen Drogen isoliert worden waren. Sie können gegen Bluthochdruck, Ischämie des Myokards oder andere kardiovaskuläre Störungen eingesetzt werden:
Tetrandrin aus *Stephania tetrandra* S. Moore
Dauricin aus *Menispermum dauricum* DC
Berbamin aus *Berberis poiretii* Schneid.
Tetrahydropalmatin aus *Corydalis yanhusuo* W.T. Wang
Tetramethylpyrazin aus *Lingusticum chuanxioung* Hort

- Weitere Untersuchungen befaßten sich mit der Behandlung kardiovaskulärer Erkrankungen (Lianda Li 1991). Substanzen mit dieser Wirkung findet man unter den Alkaloiden, darunter Cardiotonica, Antiarrhythmica, Vasokonstriktoren und Vasodilatatoren und unter den Flavonoiden. Um nur einige Alkaloide zu nennen: Rhynchophyllin, isoliert aus *Uncaria rhynchophylla* (Rubiaceae), Ligustrazin, isoliert aus *Ligusticum chuynxiong* (Umbelliferae) oder Matrin, isoliert aus *Sophora flavescens*.

Indirubin   N-Methylisoindigotin

Tetrandrin

Dauricin

Berbamin

Tetrahydropalmatin

Tetramethylpyrazine

Unter den Flavonoiden z. B. Rutin und Quercetin aus
Sophora japonica oder Puerarin aus *Pueraria lobata*.

● Eine bedeutende Entdeckung ist auch die Antimalaria-
Wirkung der Substanz Artemisin oder „Qing haosu", die

Qing haosu

aus der seit 2000 Jahren in China verwendeten Arznei-
pflanze *Artemisia annua* L. 1972 isoliert wurde. Es zeigte
sich, daß Quing haosu schneller als Chloroquin und auch
gegen das chloroquinresistente *Plasmodium falciparum*
wirkt, aber keinerlei Nebenwirkungen aufweist (Koch
1981).

● Zuletzt noch Untersuchungen über die geheimnisum-
witterte Ginsengwurzel (Tian Zhi-gang 1991): Deren
Inhaltsstoffe, die Ginsenoside, aktivieren mehrere
Zellen des Immunsystems (T-Lymphozyten, B-Lympho-
zyten, Makrophagen, natürliche Killer-Zellen etc.) und
vermehren die Produktion von Zytokinen. Panaxatriol
wirkt dabei stärker als Panaxadiol.

An diesen Beispielen sieht man, wie vielfältig anwend-
bar der chinesische Drogenschatz ist und wieviel man darin
noch wird entdecken können. Jedoch sind der Anwendung
der chinesischen Arzneimittel im traditionellen Rahmen

auch Grenzen gesetzt. Sie eignet sich weder zu Intensivmedizin noch zur Korrektur somatischer Veränderungen. Ihr
Anliegen ist es, solche Zustände zu verhindern, Entwicklun-
gen im Ansatz zu begreifen und zu ändern. Deshalb enthält
der Indikationskatalog Krankheitsbilder, in denen die
Störung, nicht die erfolgte Zerstörung im Vordergrund steht.

Indikationen für die chinesische Arzneitherapie:
(Chronisch rezidivierende) Infektionskrankheiten (Sinusitiden, Bronchitiden, Zystitiden,
Laryngitiden usw.)

Pervertierte Immunstörungen (Arthritiden, Myositiden, Autoimmunkrankheiten)

Durch Immunstörungen bedingte Hautkrankheiten (z. B. Neurodermitis, Psoriasis,
Ekzeme)

Reizzustände des Immunsystems (Wetterfühligkeit, Infektanfälligkeit, Allergien)

Psychosomatische Störungen (Schlaf-, Appetenzstörungen)

Konstitutionelle Schwächen (Organschäden, Asthenien, Hyperreaktivität usw.)

Unklare Beschwerden, Regulationsstörungen (z. B Hyper- oder Anhidrosis, Tinnitus,
vegetative Störungen)

Adjuvante Therapie bei allen chronisch-progredienten Fehlentwicklungen zur
Wiederherstellung der Regulationsfähigkeit des Organismus.

Die Akupunktur

Obwohl die Akupunktur nur ein Teilgebiet der chinesischen Medizin bildet, wird die Behandlung von Krankheiten mit eingestochenen Nadeln im Westen weithin als das einzige chinesische Heilverfahren angesehen. Der Grund liegt wohl darin, daß sich die seit dem 17. Jahrhundert in Europa ankommenden Berichte vor allem auf die exotische und spektakuläre „Nadelmedizin" konzentrieren. Damals veröffentlichten die beiden Ärzte Ten Rhyne und Engelbert Kaempfer ihre Beobachtungen. Danach waren es vor allem französische Ärzte, die sich mit der Art von Therapie beschäftigten, denn die Académie des Sciences in Paris berief eigens eine Kommission zur Erforschung dieser Medizin. Aber auch in anderen Ländern befaßte man sich mit Akupunktur:

Ärzte wie der Schwede Gustaf Landgren oder der Würzburger Medizinprofessor Johann Baptist Friedrich gaben wichtige Impulse dazu während des 19. Jahrhunderts. Das Interesse an Akupunktur versiegte jedoch wieder, und in der ersten Hälfte diese Jahrhunderts lag es lange Zeit fast ausschließlich in den privaten Händen von Ärzten wie Franz Huebotter (1929) und Gerhard Bachmann (1959).

Weltweite Beachtung erlangte die Akupunktur 1971 nach den sensationellen Berichten des amerikanischen Journalisten James Reston, der auf seiner Reise durch China an einer Blinddarmentzündung erkrankte und bei vollem Bewußtsein unter Anwendung von Akupunkturanästhesie seine Operation miterlebte. Plötzlich entdeckte man, daß man mit den Nadeln nicht nur Operationsschmerz ausschalten, sondern auch Migräne, Neuralgien und viele andere Krankheiten behandeln kann. Damit wurden die schon vorher vereinzelt begonnenen wissenschaftlichen Untersuchungen über die Akupunktur im Westen vorangetrieben. Eine Erklärung für den Wirkungsmechanismus dieser „Wundermedizin" wurde gesucht. Man beschäftigte sich aber vorerst hauptsächlich mit der Akupunkturanalgesie, die so einen Eintritt in das unerforschte Gebiet Akupunktur ermöglichte. Der Grund dafür liegt wohl darin, daß ein einziges Phänomen, also der Schmerz und seine kurzdauernde Hemmung, viel leichter zu beobachten, zu registrieren und zu produzieren ist als eine Heilung oder Langzeitwirkung bei chronischen Krankheiten. Daher liegt hier auch noch ein weites Forschungsgebiet offen, falls man eine Einordnung der Akupunktur in das westlich-analytisch orientierte Gedankensystem wünscht.

Das empirisch begründete Verfahren der Akupunktur[6], das Stechen von Nadeln in bestimmte Punkte der Körperoberfläche, wurde wahrscheinlich schon in der Steinzeit in China angewendet. Es wurden Nadeln aus Stein, später aus Bronze, Knochen, Horn oder Bambusstäben, weiter aus Gold oder Silber verwendet. Heute finden eigentlich nur mehr Nadeln aus Edelstahl Verwendung.

Das älteste Buch, auf das die Akupunktur zurückgreifen kann, ist das „Huang-ti nei-ching" (Innerer Klassiker des Gelben Kaisers), und zwar der zweite Teil, das „Ling-shu" (Mystisches Tor). Etwa 282 n. Chr. wurde der „Systematische Klassiker der Akupunktur" zum Standardwerk chinesischer Ärzte. Nicht nur Abbildungen zur Kennzeichnung der Akupunkturpunkte wurden verfertigt. Aus der Zeit etwa um 1000 n. Chr. fand man auch eine Bronzestatue mit den markierten Punkten, ein Beweis dafür, daß diese Technik immer mehr verfeinert wurde. Auch heute noch werden ja Akupunkturatlanten zur Auffindung der Reizpunkte verwendet.

---

[6] acus = Nadel, pungere = stechen.

Die Akupunktur ist eine Yang-Therapie, eine Therapie, die von außen nach innen verläuft, um körperliche Disharmonien auszugleichen. Es ist eine Behandlung an der Oberfläche gelegener Reizpunkte, die sich auf das Innere des Körpers, auf die Leitbahnen und Funktionskreise auswirkt. Durch Reizung bestimmter Punkte kann man Einfluß nehmen auf den Energiefluß im Körper; man kann Qi aus den Leitbahnen ableiten und umleiten und Strömungen zerteilen.

Ein Arzt muß daher die Charakteristika jedes Reizpunktes kennen, seine Funktion, seine Wirkung auf Disharmonien, und er muß genau wissen, wie er die Reizpunkte zu kombinieren hat, um ein bestimmtes Disharmoniemuster zu beeinflussen, denn ein Punkt zuviel könnte möglicherweise die Wirkung schon wieder abschwächen.

Selten werden die Punkte einzeln benutzt; normalerweise wird eine Kombination von Punkten ausgewählt. Eine typische Behandlung bringt etwa fünf bis fünfzehn Nadeln zum Einsatz. Heutzutage werden sie aus Edelstahl gefertigt, sind haarfein und bereiten relativ wenig Schmerz beim Einstechen. Die Nadel wird entweder mit einem zügigen Schub eingestochen oder aber langsam drehend vorgeschoben, je nach therapeutischer Absicht. Wenn der Stich kurz und rasch erfolgt, wirkt er tonisierend und schwach reizend, wenn intermittierend gestochen wird, kommt es zu einem sedierenden, starken Reiz. Wie tief die Nadeln gestochen werden, hängt vom jeweiligen Punkt ab; an den Fingern werden sie nur 1 bis 2 mm tief gesetzt, am Gesäß bis zu 10 cm. Bei optimaler Einstichtiefe können synästhetische Empfindungen auftreten, man spricht dann vom „angetroffenen Qi" oder vom *deqi*-Gefühl. Es kann zum Auftreten von Wärmegefühl kommen oder zu Taubheitsgefühl der Glieder oder Auftreten von bitterem oder saurem Geschmack. Dieses, dem Pa-

tienten meist angenehme Gefühl, läßt sich dann schmerzlos
entfernen.

Die genaue Lage der Punkte wird von den chinesischen
Akupunkteuren mittels zweier sicherer Verfahren bestimmt:
erstens der Palpation mit dem Finger, zweitens der Verwendung natürlicher Proportionen. Wenn der Behandler den
Leitbahnlinien, deren Lage er aus Akupunkturatlanten ent-
nehmen kann, entlang tastet, wird er spüren, wenn er einen
Punkt erreicht hat. Sehr viele Punkte lassen sich als nachgie-
bige Vertiefungen oder seltener als Verhärtungen tastend
wahrnehmen, und besonders dann, wenn eine Disharmonie
in der Leitbahn vorliegt. Außerdem spiegeln sich Störungen
in erhöhter Druckempfindlichkeit entsprechender Reizpunkte. Diejenigen Punkte, die nicht mittels Tastgefühl lokalisiert werden können, werden messend geortet anhand der
Körperproportionen, ausgehend von eindeutigen Orientie-
rungspunkten, etwa von tastbaren Knochenvorsprüngen.
Bei der Akupunktur des Schädels nimmt man eventuelle
Meßschnüre zu Hilfe.

Überdies hat die Technik mittlerweile elektronische
Punktsuchgeräte entwickelt, die sich die Tatsache zunutze
machen, daß an den Punkten im Fall ihrer erhöhten Labilität
der elektrische Widerstand im Vergleich zur umgebenden
Hautfläche niedriger ist. Auf diese Geräte kann man sich jedoch nicht sehr verlassen; sie sind nur ein Hilfsmittel, da un-
terschiedliche Feuchtigkeitsverteilungen auf der Haut oder
natürliche oder künstliche aufgetragene Fettschichten die
Messung entscheidend beeinflussen.

Die Technik hat auch noch die Entwicklung neuerer
Akupunkturtechniken erlaubt, wie z. B. die **Elektroakupunktur**, die über elektrische Ströme, sei es über die Akupunktur-
nadeln, sei es über Elektroden, auf die Reizpunkte einwirkt.

Diese Methode hat jedoch so wie auch die **Laserakupunktur**, die noch viel zu wenig erforscht und erprobt ist, noch nicht die zu erwartenden Verbesserungen und Erfolge gebracht. Weitere neu entwickelte Verfahren sind die Ohrakupunktur, sowie die Hand-, Gesichts-, Nasen- und Kopfakupunktur.

Die 1958 von dem französischen Arzt Paul Nogier begründete **Aurikulotherapie** (Ohrakupunktur) hat eigentlich nichts mit irgendeinem der chinesischen Verfahren gemeinsam, es sei denn die Verwendung von Nadeln. Nogier postulierte, daß zwischen den Regionen der Ohrmuschel und genau bezeichneten Organbereichen eindeutige Funktionsbeziehungen und Abhängigkeiten bestehen – woraus sich eine eigene Topologie der Reflexzonen des Ohres ergibt. In Europa fand dies vorerst keine Beachtung. Das Verfahren wurde jedoch von den Chinesen sehr rasch aufgegriffen und weiter entwickelt und fand dann seinen Weg später wieder zurück nach Europa. Weniger Bedeutung haben hingegen die **Diathermoakupunktur** (der Einsatz von erwärmten Nadeln) und der Einsatz von Hohlnadeln, mit deren Hilfe zusätzlich Arzneimittel in die Reizpunkte injiziert werden.

Im modernen China ist die Meinung verbreitet, daß Akupunktur – im Gegensatz zur Heilkräuterbehandlung – in den meisten Fällen auch wirksam ist, wenn sie isoliert vom theoretischen Rahmen der chinesischen Medizin angewandt wird, weshalb sie wahrscheinlich auch ohne große Schwierigkeiten in den Westen übertragen werden konnte. Auch in China gibt es Heilpraktiker ohne richtige medizinische Ausbildung, die sogenannten „Barfußärzte", die wie viele westliche Ärzte die Akupunktur wie ein Handwerk erlernen, losgelöst vom chinesischen Gedankengut.

Verursacht die unkorrekte Wahl von Reizpunkten zwar weniger Schaden als eine falsche Anwendung von Drogen, so ist es doch angezeigt, auf eventuelle Wechselwirkungen mit gleichzeitig angewandten Arzneimitteln oder auf Kontraindikationen zu achten. Diese wären unter anderem: Neurosen, endogene Depressionen, Mangelerkrankungen, Epilepsie, multiple Sklerose, Autoimmunerkrankungen, Schrumpfniere, akute chirurgische Fälle oder Patienten, die unter gerinnungshemmender Therapie stehen (Nissel 1990).

Die besten therapeutischen Erfolge werden jedoch nur innerhalb des theoretischen Rahmens der traditionellen chinesischen Medizin erzielt, was jedoch ein äußerst langes Studium (in China fünf Jahre) erfordert. Nur so kann eine selbständige individuell angepaßte Therapie vom Arzt nach den alten empirisch bewährten Regeln entworfen werden.

Wurde früher eine Heilung durch Akupunktur oft auf Hypnose, Suggestion oder Placeboeffekt zurückgeführt, so können heute selbst Skeptiker nicht mehr daran zweifeln, daß zumindest die Akupunkturanalgesie eine nach westlichwissenschaftlichen Kriterien eindeutige Wirkung zeigt. Die Schmerzunterdrückung durch Akupunktur beruht auf der Ausschüttung von Endorphinen[7] und anderen Neurotransmittern. Die Akupunktur aktiviert Nervenfasern im Muskel, die Impulse ans Rückenmark entsenden und drei Zentren aktivieren (Medulla, Mittelhirn und Hypophyse-Hypothalamus) und damit Analgesie hervorrufen. Bei Versuchen mit

---

[7] Endorphine: endogene Morphine, die im Hypophysenmittellappen gebildet werden; körpereigene schmerzblockierende Oligopeptide, die mit Opiatrezeptoren reagieren; Alpha-, Beta-, Gamma-Endorphine und Enkephaline: die Aminosäuresequenz 61–65 des Lipotropins ist allen gleich, jedoch der terminale Peptidanteil ist verschieden.

Elektroakupunktur zeigte sich, daß niederfrequente Stimulation zur Analgesie von allmählichem Beginn und langer
Dauer führt und hochfrequente Stimulation eine schnell
einsetzende Analgesie von kurzer Dauer erzeugt. Auf spina-
ler Ebene werden bei niederfrequenter Stimulation Enkephalin und Dynorphin freigesetzt, die die Schmerzafferen-
zen blockieren, bei Hochfrequenzstimulation sind es andere
Transmitter, möglicherweise GABA. Im Mittelhirn wird mit
Enkephalin das absteigende Raphesystem aktiviert, das die
Schmerzfortleitung im Rückenmark durch synergistische
Wirkung der Monoamine Serotonin und Noradrenalin verhindert. Im dritten Zentrum Hypothalamus – Hypophyse se-
zerniert die Hypophyse Beta-Endorphin in den Liquor, und
das Blut und übt damit eine analgetische Fernwirkung aus,
z. B. im Mittelhirn. Außerdem entsendet der Hypothalamus
lange Axone zum Mittelhirn und aktiviert über Beta-Endorphin das absteigende Analgesiesystem. Diese dritte Ebene
wird nur bei niederfrequenter Stimulation aktiviert (Stux et
al., 1982). Die Endorphin-Hypothese ist gestützt auf folgende Beweise:

- Vier verschiedene Opiatantagonisten (Naloxon, Naltre-
  xon, Cyclazocin und Diprenorphin) blockieren die
  Akupunktur-Analgesie-Wirkung (AA-Wirkung).
- Mäuse mit erblich bedingtem Opiatrezeptormangel
  zeigen geringe AA-Wirkung.
- Ratten mit erblich bedingtem Endorphinmangel zeigen
  geringe AA-Wirkung.
- Die Endorphinspiegel steigen im Blut und im Liquor
  unter AA an, während sie gleichzeitig an bestimmten
  Gehirnarealen abnehmen.
- Die AA-Wirkung wird verstärkt, wenn man den enzyma-
  tischen Abbau der Endorphine behindert.

Außerdem spielen ohne Zweifel die Monoamine Serotonin und Noradrenalin in der Akupunktur-Analgesie (AA) eine Rolle, da sich gezeigt hat, daß Hochfrequenzinduzierte AA durch den Serotoninrezeptorblocker Cinanserin antagonisierbar und durch den Serotoninvorläufer 5HTP zu verstärken ist.

Leider gibt es nur auf dem Gebiet der Akupunktur-Analgesie so genaue, ausführliche und von allen Seiten anerkannte Untersuchungen über den Wirkungsmechanismus, während bei der Akupunktur-Therapie noch viel unerforschtes Gebiet vorhanden ist; wahrscheinlich weil die Heilung einer Krankheit ein viel komplexeres Gebiet darstellt und nicht so leicht zu registrieren und zu reproduzieren ist wie das einzelne Phänomen Schmerz. Aber es gibt auch hier schon Ergebnisse, wonach Substanzen wie Glutamat, Substanz P, ATP, Arachidonsäure, Leukotriene, Prostaglandine oder ACTH eine Rolle spielen. Die Ausschüttung von ACTH könnte z. B. erklären, warum Akupunktur bei Arthritis entzündungshemmend wirkt, denn es gelangt zur Nebennierenrinde und löst damit die Abgabe von Cortisol ins Blut aus (Stux et al., 1982). Obwohl also über den Wirkungsmechanismus bei der Akupunktur noch viele Fragen offen stehen, gibt es auch hier viele klinische Studienergebnisse in Ost und West über die tatsächliche Wirkung, da sie doch eine weit bedeutendere Rolle spielt als die Akupunktur-Analgesie. Letzterer hat man aber zu verdanken, daß sie die Akupunktur-Therapie im Westen erst „hoffähig" gemacht hat.

Für die westliche Medizin stellt sich auch noch die Frage nach der realen Existenz der Akupunkturpunkte. Dies wurde auf verschiedenen Wegen untersucht. Experimente haben für den akuten, experimentell erzeugten Schmerz bei

menschlichen Versuchspersonen gezeigt, daß die Nadelung
an richtigen Akupunkturpunkten ausgeprägte Analgesie erzeugt, wogegen die Behandlung an Placebopunkten nur sehr
schwache Wirkungen erbringt. Morphologische Untersuchungen zeigten, daß zwar ca. 80 % der Akupunkturpunkte
mit Perforationen der oberflächlichen Muskelfaszien zusam-
menfallen und daß das wichtigste Korrelat die Präsenz von
Nerven oder Nervenendigungen ist, daß jedoch sonst keine
spezifische Struktur vorhanden ist. Außerdem lassen vorläu-
fige Resultate darauf schließen, daß Akupunkturpunkte
manchmal einen niedrigeren Hautwiderstand haben als die
umgebende Haut. Eine andere Beobachtung, nämlich daß
die Akupunkturpunkte ein elektrisches Potential gegenüber
der umgebenden Haut besitzen, wird immer wieder in Zweifel gezogen, da die meisten Spannungsmessungen leider
nicht mit kunstgerechten biometrischen Methoden durchgeführt wurden (Stux et al., 1982).

　　Obwohl also noch viele offene Fragen vorhanden sind,
wird die Wirkung der Akupunktur weltweit nicht mehr in
Zweifel gezogen. Selbst die WHO fördert die Akupunktur
und hat eine Indikationsliste auch schwerer, nicht nur funk-
tioneller Leiden erstellt.

Empfohlene Indikationen zur Behandlung mit der Akupunktur
veröffentlicht von der WHO 1979

Oberer Respirationstrakt

Akute Sinusitis
Akute Rhinitis
Erkältung
Akute Tonsillitis

Respirations-System

Akute Bronchitis
Asthma bronchiale

Störungen der Augen

Akute Konjunktivitis
Zentrale Retinitis
Myopie (bei Kindern)
Katarakt

Störungen des Mundes

Zahnschmerz
Gingivitis
Akute und chronische Pharyngitis

Störungen des Gastro-intestinal-Traktes

Oesophagus und Cardia Spasmus
Schluckauf
Akute und chronische Gastritis
Akutes und chronisches Duodenal-Ulcus
Akute und chronische Colitis
Akute Dysenterie
Obstipation
Diarrhoe

Neurologische Störungen und Störungen des Bewegungsapparates

Kopfschmerz
Migräne
Trigeminus-Neuralgie
Fazialis-Neuralgie
Fazialis-Parese
Parese nach apoplektischem Insult
periphere Neuropathie

Meniere Erkrankung
Dysurie (neurogen)
Enuresis nocturna
Interkostal-Neuralgie
Cervico-brachial Syndrom
Tennis-Ellbogen
Lumbalgie

Die Moxibustion

Die Moxibustion ist ebenfalls eine Yang-Therapie, die von außen nach innen wirkt; dabei werden Akupunkturpunkte durch Abbrennen von getrockneten Blättern der *Artemisia vulgaris* (Beifuß) erwärmt. *Artemisia vulgaris* ist eine Heilpflanze, die sowohl in Asien als auch in Europa beheimatet ist. Daher stammt auch die Bezeichnung Moxibustion, nämlich von dem japanischen Pflanzennamen *Mogusa* (= *Artemisia vulgaris*) und dem lateinischen Wort *buro* (= verbrennen). Das „Huang-ti nei-ching" empfiehlt Moxibustion bei Erkrankungen durch Kälte und Feuchtigkeit sowie bei Erkrankungen vom Schwächetyp. Bei Schwächezuständen nach chronischen Erkrankungen, bei Depressionen oder bei Erschöpfungssyndromen ist die Moxibustion der tonisierenden Akupunkturpunkte empfehlenswert (Stux et al. 1989).

Hauptindikationen für die Moxibustion

Chronische Bronchitis	Hypotonie
Asthma bronchiale	Erschöpfungssyndrom
Chronische Diarrhöe	Kältegefühl im Körper
Depressionen	Chronische Erkrankungen
Irritables Kolon	

Kontraindikationen für die Moxibustion

Infektiöse Erkrankungen	Akute und chronische Blutungen
Fieber	Während der Menstruation
Akute Entzündungen	Nervosität und Übererregung
Hyperämie	Schlafstörungen
Hypertonie	

Moxibustion wird nicht im Gesicht, am Schädel und in der Nähe von Schleimhäuten angewendet. Der Nabel, der für die Akupunktur verboten ist, ist ein wichtiger Tonisierungspunkt bei Moxibustion. Es gibt nun verschiedene Arten der Moxa-Therapie: bei der direkten Moxibustion wird ein Moxakegel direkt auf die Haut appliziert und an der Spitze angezündet; die Haut wird erhitzt, und es entstehen Brandblasen. Diese Methode ist jedoch sehr schmerzhaft und wird kaum mehr angewendet. Die direkte Methode kann aber auch milder durchgeführt werden, wenn man den Kegel schon früher entfernt; dann entstehen Rötungen. Bei der indirekten Methode wird eine Scheibe frischen Ingwers oder Knoblauchs als Isolator der Hitze zwischen Haut und Moxakegel gelegt. Dadurch kann langsam eine große Wärmemenge in die Tiefe des Gewebes dringen. Jeder Punkt sollte etwa 6-8mal erhitzt werden, bis eine Rötung entsteht. Eine andere Methode ist die Verwendung von Moxazigarren, in dünnem Papier gerollte Moxastangen, die angezündet und dann den Akupunkturpunkten genähert werden; dies wird so lange wiederholt, bis eine Rötung auftritt. Weiter gibt es noch die Möglichkeit der Erhitzung einer Nadel: am freien Ende einer Akupunkturnadel wird ein Stück Moxawolle befestigt und angezündet. Die Hitze wird von der Nadel in die Tiefe des Gewebes geleitet.

Zuletzt wäre noch eine neu entwickelte Methode zu nennen: die Infrarot-Moxibustion. Bei einem in Deutschland entwickelten Gerät, das mit Infrarotstrahlung arbeitet, wird ein Saphirkristall als Applikator verwendet. Dies führt durch die verbesserte Wärmeleitung zu einer Erhöhung der Wärmemenge, die in die Tiefe des Gewebes eindringen kann, ohne die Hautschichten zu verbrennen.

Leider ist auch über die Wirkungsweise der Moxibustion noch viel zu wenig bekannt, und es steht ein weites Forschungsgebiet offen.

Andere Heilmethoden

Die chinesische Medizin ist nicht nur eine Ganzheitsmedizin, sie ist auch eine Präventivmedizin. Ein guter Arzt wird Krankheitssymptome schon erkennen, bevor sie sich dem Patienten bemerkbar machen. Deshalb gibt es auch eine Reihe unspezifischer Heilmethoden, die teilweise präventiv, teilweise als ergänzende Therapie angewendet werden. Dazu gehören neben Hygiene, ausgewogener Ernährung bzw. Diätetik und Hydrotherapie (Dampfbäder, Inhalationen, feuchte Packungen, Thermalbäder) auch Heilgymnastik, Heilmassage und Atemtherapie. Die Heilgymnastik, das *T'ai-chi* (Abb. 14), strebt nach vollkommener Körperbeherrschung und Ausgleich von *Yin* und *Yang*; sie hat eine regulierende Wirkung auf die Blutzirkulation und führt zur Kräftigung der Gelenke, Bänder und Muskeln. Bei der Heilmassage werden, wie auch bei der Akupunktur, durch Reizung bestimmter Hautbezirke innere Organe beeinflußt. Leichte Massageformen wirken dabei tonisierend, kräftige dabei sedierend. Meist werden Heilgymnastik, Heilmassage und Atemtherapie kombiniert angewendet. Die Atemtherapie besteht nicht nur aus Atemübungen, sondern sie soll auch zur Bewußtseinsbildung führen. Diese ursprünglich von Magiern und Eremiten auch schon für heilkundliche Zwecke

Abb. 14: Bewegungsablauf aus den T'ai-chi-chüan-Übungen.
Aus: István Pàlos, Chinesische Heilkunst. Bern, München, Wien: Barth 1984.   ▶

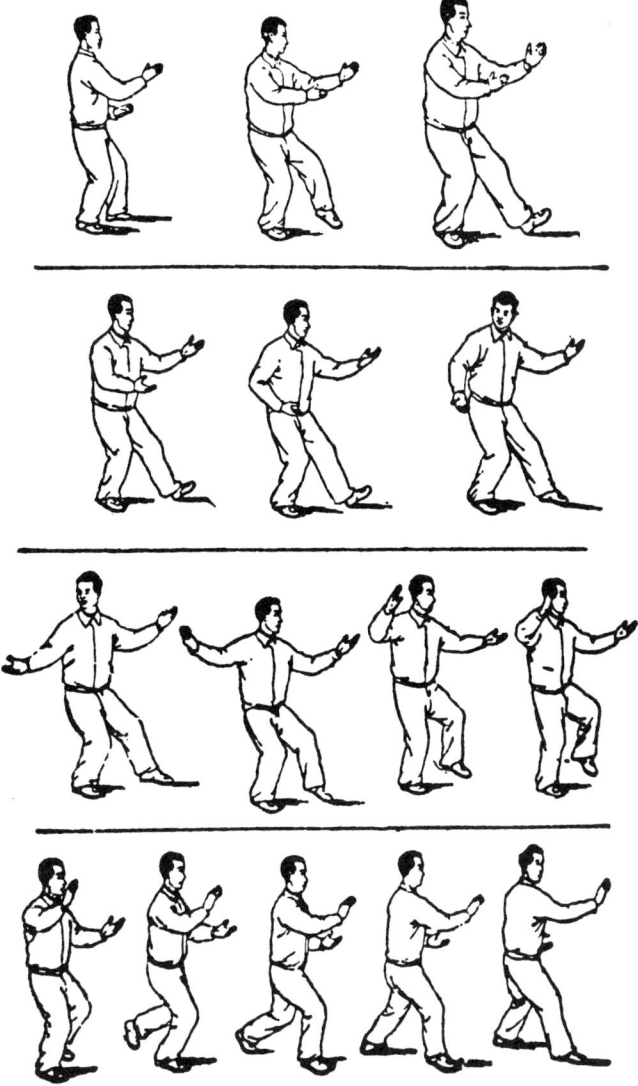

verwendete Technik wurde später von den Buddhisten und Taoisten übernommen. Für die Buddhisten lag dabei das Ziel in der Reinigung des Herzens, Beruhigung des Geistes und Annäherung an ein Buddha-ähnliches Dasein. Die Taoisten hingegen sahen darin eine Möglichkeit, Unsterblichkeit zu erreichen. Traditionelle chinesische Ärzte vertreten die Meinung, daß sich innere Organe mit Atemübungen bewußt und willensmäßig regulieren lassen. Es kommt zu einer Erschlaffung des Körpers, die Gehirnrinde ist jedoch in erhöhtem Erregungszustand, die äußere und innere Spannung nimmt ab, Darmtätigkeit und Appetit werden gefördert und der Blutkreislauf angeregt. In China wird die Atemtherapie hauptsächlich gegen Erkrankungen des Atmungsapparates und des Verdauungssystems angewendet.

Eine weitere Heilmethode, die jedoch eher volksmedizinischen Charakter hat, soll hier auch erwähnt werden: das Schröpfen. Es wird eine Glocke aus Glas erwärmt und auf die Haut gesetzt. Durch Abkühlen und Verdichten der Luft entsteht eine saugende Wirkung, und Bläschen bilden sich auf der Haut. Verwendet wird diese Methode hauptsächlich bei Erkältungs- und rheumatischen Erkrankungen (István 1984).

Nachwort

In China erzählt man sich die Geschichte eines Bauern, der als Hausmeister in einem Missionshospital gearbeitet hat. Als er sich dann wieder in sein Heimatdorf zurückzog, nahm er einige Spritzen und eine Menge Antibiotika mit. Er hängte ein Reklameschild vor die Tür, und wann immer jemand mit Fieber zu ihm kam, injizierte er dem Patienten die Wunderdroge. Ein bemerkenswerter Prozentsatz seiner Patienten wurde gesund, obwohl er praktisch nicht wußte, was er tat.

Was heute im Westen als „chinesische Medizin" verkauft wird, ist oft nichts anderes als die westliche Medizin, die jener Bauer praktizierte. Herausgelöst aus einem komplexen System haben eigentlich nur die rudimentären Grundbegriffe der Akupunktur den Westen erreicht. Die Patienten erfahren häufig eine Besserung durch die Behandlung, da Akupunktur eben „starke Medizin" ist – genauso wie westliche Antibiotika. Der theoretische Hintergrund und das volle klinische Potential der chinesischen Medizin bleiben jedoch praktisch unbekannt. Auch die chinesische Arzneitherapie erscheint ohne diesen Hintergrund doch sehr rückständig, mit ihren bieder angefertigten Dekokten, ihren unförmigen Pillen und den verwegen schmeckenden Pflanzenmischungen. Folglich bestehen im Westen viele seltsame Vorstellungen über die chinesische Medizin. Oft wird sie schlichtweg als Hokuspokus bezeichnet, das Produkt primitiven und magischen Denkens. Die Vertreter des anderen Extrems haben zwar eine positivere Einstellung zur chinesischen Medizin, deren eigentlicher Natur werden sie aber genauso wenig gerecht. Sie laufen Gefahr, das chinesische System seines Alters, seines sprirituellen und holistischen Charakters wegen zu mystifizieren. Die eine Einstellung unterschätzt die chinesische Medizin, die andere hebt sie auf ein Podest.

Die Befürworter wollen ständig etwas beweisen, was die Chinesen nie behauptet haben, z. B. daß die Leitbahnen irgendwie doch mit den Organen in Verbindung stehen, deren Namen sie tragen. Und die Gegner glauben, mit leichtfertig vorgetragenen Gegenargumenten gleich die gesamte chinesische Medizin ins Reich der fernöstlichen Fabeln verweisen zu können. Beide stehen einem wirklichen Verständnis im Wege.

Dabei ist das Bedürfnis nach einer Änderung in unserem Medizinsystem nie größer gewesen als jetzt. Es finden sich millionenfach Patienten, denen die naturwissenschaftliche Medizin mit Unverständnis begegnet: sie sind wetterfühlig geworden, empfindlich auf Reize wie Kälte, Nässe, Zugluft; bei jeder Gelegenheit flackern Entzündungen auf (Nebenhöhle, Blase, Haut), ohne daß die Suche nach spezifischen Erregern plausible Ergebnisse erbringt. Ebensowenig greift die Therapie mit antibiotischen Substanzen. Außerdem bekommt der Patient oft das Gefühl, daß durch die immer fortschreitende Spezialisierung der Ärzte auf ein einziges Gebiet eben immer nur ein Teil des Menschen gesehen wird und dadurch die Gefahr besteht, daß das eigentliche Wesen Mensch und die Einheit des Individuums negiert wird.

Durch diese Faktoren bedingt, ist gegenwärtig eine große Unzufriedenheit der westlichen Medizin und Wissenschaft gegenüber zu beobachten und ein großes Interesse an fremdländisch und mystisch Klingendem wie der indischen und chinesischen Medizin. Dabei wird oft mangels genügen-

der Kenntnisse und Informationen vieles unkritisch übernommen und unsere Wissenschaft und Medizin manchmal
sogar „verteufelt". Gefördert wird diese Tendenz auch durch
so manche Geschäftemacher, die hier eine Marktlücke
entdeckt haben.

Die chinesische Medizin hat ihre Stärken nicht gerade in
den Hochleistungsdisziplinen der westlichen Medizin, sondern auf Gebieten, die von der medizinischen Wissenschaft
bisher als Probleme noch gar nicht richtig erkannt worden
sind, wie beispielsweise funktionelle Störungen, also Kopfschmerzen, Nervosität, Schlafstörungen, Wetterfühligkeit,
Gereiztheit, Schwindelgefühle oder Brechreiz, sogenannte
„banale" Erkrankungen; und sie hat ihre Stärken bei chronischen Krankheiten, wie zum Beispiel Asthma, Rheuma, Allergien oder auch Diabetes. Sie zieht hier eine spektakuläre
Verbindungslinie von alltäglichen Bagatellen zu chronischen
Störungen, denn es ist einleuchtend, daß das Immunsystem
langsam, durch immer wiederkehrende, kleine Irritationen
in den Immundefekt geführt wird.

Aber auch anderen Krankheiten, wie zum Beispiel einem
Herzinfarkt, kann die chinesische Medizin entgegenwirken,
allerdings nicht erst, wenn die Erkrankung akut geworden
ist. Denn ein Herzinfarkt, ein Magengeschwür, ein Gallen-
stein oder eine akute Blinddarmentzündung entstehen ja
nicht als „Spontanerkrankung" aus heiterem Himmel, sondern sind das Ergebnis lang anhaltender Störungen vitaler
Funktionen. Der Sinn der antibiotischen Therapie eines eindeutigen bakteriellen Infekts, welcher das Gesamtsystem
des Organismus in bedrohlicher Weise tangiert, wird auch
durch die chinesische Medizin keinesfalls geleugnet. Die
ausschließliche Betrachung des vorhandenen Erregers aber
ignoriert die Art des Abwehrverhaltens.

Die Schwierigkeiten, diese Therapieform auf europäische Verhältnisse zu übertragen, dürfen aber keineswegs verschwiegen werden. Nur naive Geister halten es für möglich, die chinesische Medizin 1:1 abzubilden und zu übertragen. Wer sich in China umsieht, kommt außerdem nicht umhin festzustellen, daß auch dort die chinesische Medizin sehr unterschiedlich gehandhabt wird, daß es also die chinesische Medizin gar nicht gibt. Wer danach sucht, kann neben fundierter Anwendung der chinesischen Medizintheorien auch abschreckende Beispiele finden. Oft werden Multi-Rezepturen individuell dogmatisch gehandhabt, deren therapeutische Absichten weder nachvollziehbar noch beurteilbar sind. Dabei besteht doch gerade der Vorteil der chinesischen Medizin darin, daß Rezepturen individuell auf jeden Patienten abgestimmt werden können.

Teilweise wird im Fünf-Minuten-Takt gearbeitet, von Ärzten, die an einem Vormittag fünfzig oder mehr Patienten behandeln. Außerdem kommen Fertigarzneimittel auf den Markt, die nur vordergründig der traditionellen Erfahrung entsprungen sind. Fragwürdige Mischungen sind auf dem Markt, wie z. B. Rheumapillen mit Vielkräutergemischen und Anteilen von Steroiden westlicher Herkunft.

Aufgrund der völlig verschiedenen Umwelt- und Lebensbedingungen, denen der ostasiatische Mensch unterworfen ist, darf bezweifelt werden, ob es irgendeinen Sinn macht, die chinesische Medizin unreflektiert auf den Europäer zu übertragen. Die Krankheitsbilder zweier so verschiedener Kulturkreise unterscheiden sich zwangsläufig. Somit muß eine allfällige Adaptation die unterschiedlichen Voraussetzungen und Notwendigkeiten berücksichtigen. Bedingt übertragbar ist auch die Methodik der Denk- und Vorgehensweise der chinesischen Medizin. Diese könnte es uns erlauben, über die hier auftretenden Krankheitsbilder Aufschluß zu gewinnen und entsprechende Therapiestrategien zu entwickeln. Übertragbar ist auch die Möglichkeit, die Diagnostik zur Verlaufsbeobachtung einzusetzen. Die Anwendung der chinesischen Medizin setzt aber beim Arzt ein überdurchschnittliches Maß an Beobachtungsfähigkeit, selbstkritischer Reflexionsfähigkeit und Dialogfähigkeit voraus. Und genau hier sind auch die Gefahren in der Anwendung zu sehen, denn wie auch bei der westlichen Medizin ist eine genaue Kenntnis und Ausbildung zur richtigen Anwendung der chinesischen Medizin notwendig. Gerade im Westen sind die Möglichkeiten der Ausbildung in den chinesischen Heilmethoden noch sehr gering, und auch der Scharlatanerie steht ein weites Feld offen.

Nicht nur ungenügende Kenntnis der Materie, sondern auch eine Überschätzung und blindes Vertrauen in die Möglichkeiten der chinesischen Medizin bergen Gefahren in sich. Sie eignet sich weder für Intensivmedizin noch zur Korrektur somatischer Veränderungen. Doch dort, wo die westliche Medizin Schwächen zeigt, könnte die chinesische Medizin eingesetzt werden. Eine Kombination beider Systeme scheint möglich. Die Hindernisse, die sich im Westen dabei in den Weg stellen, sind jedoch kaum zu übersehen: die Übernahme chinesischer Arzneimittel, deren Zulassung durch unsere Arzneimittelgesetze, die Ausbildung der Ärzte (in China dauert das Studium der traditionellen Medizin fünf Jahre, davon wird ein Jahr zum Studium der westlichen Medizin verwendet) und nicht zuletzt die Umstellung auf ein völlig anderes Gedankensystem.

Auch in China ist die Kombination beider Systeme noch lange nicht vollendet. Es gibt zwar sowohl Kliniken und Ärzte westlicher als auch traditioneller Medizin, doch exi-

stieren beide eher nebeneinander als miteinander. Hier
bleibt es oft dem Patienten überlassen, zu entscheiden, bei
welcher Krankheit er sich welcher Medizin anvertraut.
Anhänger der chinesischen Heilmethoden versuchen oft,
diese durch Erklärungen aus der westlichen Medizin zu
rechtfertigen, obwohl das eigentlich gar nicht nötig ist. So
werden beispielsweise Vermutungen aufgestellt, daß die
Leitbahnen den Fasern des vegetativen Nervensystems
entsprechen und daß Qi den elektrischen Reaktionen gleich-
gesetzt werden kann, die durch Stimulierung des Nervensystems hervorgerufen werden. Chinesische Ärzte stimmen
damit aber nicht überein. Sie sagen, daß Qi auch dort vorhanden ist, wo keine Nervenfasern verlaufen und daß Qi nur
funktional und nicht im physiologischen Sinne zu verstehen
ist.

Alle Versuche zu erklären, was Qi, Shen oder die Leitbahnen darstellen, sind sinnlose Unterfangen, denn diese
Phänomene sind nicht physiologisch und nicht mit unseren
Sinnen erfaßbar, es sind einfach nur funktional aufgestellte
Begriffe – ein theoretisches Gedankengebäude, anhand
dessen therapeutische Maßnahmen getroffen werden können.

Die chinesische Medizin enthält einen immensen bisher
ungehobenen Schatz an potentiellen Therapeutika, die der
westlichen Medizin und Wissenschaft noch völlig unbekannt sind. Es ist höchste Zeit, dieses brachliegende Potential unserer Medizin nutzbar zu machen. Um diese Sisyphus-
arbeit leisten zu können, muß der Wissenschaftler ein Mini-
mum an Grundkenntnissen von den Vorstellungen der
chinesischen Ärzte und Philosophen besitzen. Damit er
sich dieses Wissen erwerben kann, wurde der vorliegende
Text geschrieben.

Es soll noch darauf hingewiesen werden, daß im Rahmen dieser Arbeit die traditionelle chinesische Medizin nur rudimentär erfaßt werden kann, da das Thema ein Lebenswerk beinhalten könnte. Es wird hier nur ein kurzer Überblick gegeben und auf weitere Literatur verwiesen.

Es muß auch gesagt werden, daß ohne Kenntnisse der chinesischen Sprache der Zugang zu chinesischer Geistesgeschichte und Wissenschaft nur sehr schwer möglich ist und die Autoren auf Sekundärliteratur angewiesen waren. Selbst für Sinologen ist es zuweilen schwierig, an wichtige Texte heranzukommen und diese dann richtig zu interpretieren.

Außerdem bitten die Autoren, da sie keine sinologischen Kenntnisse besitzen, von etwaigen Fehlern im Transkriptionssystem der chinesischen Schrift abzusehen. In der Arbeit besteht wohl ein Gemisch aus *Pinyin*-System und *Wade-Giles*-System, da die Begriffe verschiedenen Literaturquellen entnommen wurden.

Wien, im September 1995   Heinrich P. Koch
                                                Sonja Kupka

Literaturverzeichnis

Auerswald W, Hrsg. Ist Akupunktur Naturwissenschaft? Wien, München, Bern: Maudrich 1982.

Bachmann G. Die Akupunktur, eine Ordnungstherapie. Ulm: Haug 1959.

Bachmann G. Leitfaden der Akupunktur. Ulm: Haug 1961.

Bensky-Gamble, Kaptchuk T. Chinese Herbal Medicine. Seattle: Eastland Press 1986.

Blofeld J, Hrsg. I Ging, Das Buch der Wandlungen. Bern, München: Barth 1989.

Croizer RC. Traditional Medicine in Modern China. Cambridge: Harvard University Press 1968.

Deichfelder K. Geschichte der Medizin. Skizzen aus 2500 Jahren Heilkunde. Wien: Salzer-Ueberreuter 1985.

Den Quan-sheng. Theories of Chinese Medicine. Drug News and Perspectives 1 (1988) No. 2, 114-7.

Deng Quan-shen. Chinese Medicine. The dawn, the founders and the first Pharmacopeia. Drug News and Perspectives 1 (1988) No. 1; 57-8.

Eigner D, Scholz D. Das Zauberbüchlein der Gyani Dolma. Pharmazie in unserer Zeit 1990, 19. Jahrg; 4.

Friedl F. Die Arzneitherapie der chinesischen Medizin. Deutsche Apotheker- Zeitung 1991, 131. Jahrg: 28: 1471-7.

Fulder S. The Handbook of Complementary Medicine. Oxford, New York, Tokio: Oxford University Press 1988.

Fulder S. Tao der Medizin, Basel: Sphinx 1985.

Granet M. Das chinesische Denken. München: Piper 1963.

Gresser E. Akupunkturphysiologie, 2 Bände. Vorlesung der Johannes-Gutenberg-Universität Mainz. Heidelberg: Haug 1981-1983.

Heide L. Kampo: Traditionelle chinesische Medizin im modernen Japan. Deutsche Apotheker Zeitung 1987; 127: 2072-6.

Heide L. Traditionelle Arzneipflanzen in der Gesundheitsversorgung der dritten Welt – Möglichkeiten und Grenzen. Zeitschrift für Phytotherapie 1991; 12: 1-8.

Hempen C. Die Medizin der Chinesen. München: Bertelsmann 1988.

Horn J. Arzt in China. Medizin und Menschlichkeit nach der Revolution. Hamburg: Rowohlt 1976.

Huard P, Ming Wong. Chinese Medicine. World University Library. McGraw-Hill, 1968.

Huebotter F. Die chinesische Medizin zu Beginn des 20. Jahrhunderts und ihr historischer Entwicklungsgang. Leipzig 1929.

Huebotter F. Chinesisch-Tibetische Pharmakologie und Rezeptur. Ulm: Haug 1957.

István P. Chinesische Heilkunst. Bern, München, Wien: 1984.

Jiyun Liu, Baoxun Zhang. Anticancer Constituents of Chinese Medicinae Herbs. Drug News and Perspectives 1990; 3 (6): 372-5.

Jores A. Die Medizin in der Krise unserer Zeit. Bern, Stuttgart: Huber 1966.

Jung CG. In: Wilhelm R. Das Geheimnis der goldenen Blüte. Zürich 1928.

Kaptchuk T. Das große Buch der chinesischen Medizin. Bern, München, Wien: Barth 1990.

Keisetu Otsuka. Kanpo, Geschichte, Theorie und Praxis der chinesisch-japanisch traditionellen Medizin. Tokio: Tsumura Juntendo 1976.

Kitzinger E. Der Akupunkturpunkt: Topographie und chinesische Stichtechnik. Wien, München, Bern: Maudrich 1989.

Koch H. Qinghaosu: a potent antimalarial from plant origin. Pharmacy International. Vol. 2, 184-5. Sept. 1981.

Kubiena G, Meng A. Handbuch der Akupunktur. Wien, München, Zürich: Orac 1991.

Leslie C. Asiam Medical Systems: a comperative study. Berkely, Los Angeles, London: University of California Press 1976.

Leung A. Chinesische Heilkräuter. Köln: Diederichs 1985.

Lianda Li, Hong Sun. Active Constituents of Chinese herbal drugs for the treatment of cardiovascular diseases. Drugs of Today 1991; 27 (4) 243-9.

Liu Geng-tao. Pharmacological actions and clinical use of Fructus schizandrae. Chinese Medical Journal 1989; 102 (10): 740-9.

Mosig A, Schramm G. Die Arzneipflanzen und der Drogenschatz Chinas und die Bedeutung des pen ts'ao kang-mu. Berlin: Verlag Volk und Gesundheit 1955.

Needham J. Wissenschaftlicher Universalismus Frankfurt a.M.: Suhrkamp 1979.

Needham J. Wissenschaft und Zivilisation in China. Frankfurt a. M.: Suhrkamp 1984.

Nissel H. Akupunktur, eine Regulationstherapie. Wien: Facultas Universitäts-Verlag 1990.

Palos I. Chinesische Heilkunst. Bern, München, Wien: Barth 1984.

Paulus E., Ding Yu-he. Handbuch der traditionellen chinesischen Heilpflanzen. Heidelberg: Haug 1987.

Porkert M. Die chinesische Medizin. Düsseldorf: Econ 1986.

Porkert M. Die theoretischen Grundlagen der chinesischen Medizin. Stuttgart: Hirzel 1982.

Porkert M. Klinische chinesische Pharmakologie. Heidelberg: Verlag für Medizin, E. Fischer 1978.

Porkert M. Klassische chinesische Rezeptur. Zürich: Acta Medicinae Sinensis 1984.

Porkert M. Lehrbuch der chinesischen Diagnostik. Heidelberg: Verlag für Medizin, E. Fischer 1978.

Porkert M, Hempen CH. Systematische Akupunktur. München, Wien, Baltimore: Urban und Schwarzenberg 1985.

Reid Daniel, Chinesische Naturheilkunde, Wien: Orac 1988.

Sandberg F. Die Ginseng-Wurzel. Deutsche Apotheker-Zeitung 1970; 110. Jahrg., Nr. 51

Sha Li-ren. Combined Traditional Chinese and Western Medicine. Chinese Medical Journal. 1989; 102 (9): 722-5.

Shu-hua Chen, Gan-zhong Liu. Calcium Antagonists from traditional Chinese Herbs, Drug News and Perspectives 1990; 3 (7): 425-8.

Stiefvater E. Chinesische Atemlehre und Gymnastik. Ulm: Haug 1962.

Stiefvater E. Akupunktur als Neuraltherapie. Saulgau: Haug 1953.

Stiefvater E. Was ist Akupunktur? Wie wirkt Akupunktur? Ulm: Haug 1955.

Stöger E. (Übers.). Arzneibuch der chinesischen Medizin. Stuttgart: Deutscher Apotheker Verlag 1991.

Stux G, Stiller N, Pomeranz B. Akupunktur. Lehrbuch und Atlas. Berlin, Heidelberg: Springer 1989.

Tang W, Eisenbrand G. Chinese Drugs of Plant Origin. Berlin, Heidelberg, New York: Springer 1992.

Taizhou Jiangsu. Studies on total glycosides of Tryptergium wilfordii Hock in dermatoses. Chinese Medical Journal 1984; 97 (9): 667-70.

Tain Zhi-gang. Effect of Panaxatriol Ginsenoside on Interleukin – 6 mRNA translation. Chinese Medical Journal 1991; 104 (11): 965-7.

Unschuld PU. Medizin in China. München: Beck 1980.

Unschuld PU. Pen ts'ao 2000 Jahre traditionelle pharmazeutische Literatur Chinas. München: Moos 1973.

Unschuld PU. Yü-chih pen ts'ao p'in-hui, ein Arzneibuch aus dem China des 16. Jahrhunderts (Ausz.). München: Moos 1973.

Unschuld U. Das T'ang-yeh pen ts'ao und die Übertragung der klassischen chinesischen Medizintheorie auf der Praxis der Drogenanwendung. Phil.Diss. München 1972.

Veith I (Übers.). Huang-ti nei-ching su wen. The Yellow Emperor's classics of internal Medicine. Baltimore: Williams and Wilkins 1949.

Wallnoefer H. Der goldene Schatz der chinesischen Medizin. Stuttgart: Schuler 1959.

Wancura I. Praxis und Theorie der neuen chinesischen Akupunktur. Wien, München, Bern: Maudrich 1989.

Whorf BL. Sprache, Denken, Wirklichkeit. Beiträge zur Mentallinguistik und Sprachphilosophie. Hamburg: Rowohlt 1963.

Xu Cai-pu, Liu Wei-wen. A double-blind study on effectiveness of Hericium erinaceus pers therapy on chronic atrophic gastritis. Chinese Medical Journal 1985; 98 (6): 455-6.

Yang Ying-zhen, Jin Pei-ying. Effect of Astragalus membranaceus on natural killer cell activity and induction of Alpha- and Gammainterferon in patients with coxsackie B viral myocarditis. Chinese Medical Journal 1990; 103 (4): 304-7.

Zhao Can-xi. Effect of Melia azedarach extract on Schistosomiasis in mice. Chinese Medical Journal 1984; 97 (12): 910-2.

Zhao Xiang. Anti-shock effects of synthetic effective compositions of Fructus Aurantii immaturus. Chinese Medical Journal 1989; 102 (2): 91-3.

Sachverzeichnis

事 Sachverzeichnis   135